OK食材、NG食材もズバリ！

認知症を防ぐ最高の食べ方

「認知症を招く冷蔵庫」になっていませんか？

認知症を防ぎ、改善する食べ方を取り入れていく大前提として、冷蔵庫を正しい状態に整えておくことはとても重要です。
実は冷蔵庫は、認知症のリスクや進行度を見極める格好のポイントです。

冷蔵庫を開けたとたん、中身がゴロゴロと落ちてきませんか？

冷蔵庫の中から、なにか嫌な臭いがしませんか？

飲みかけ、食べかけのものがたくさん入っていませんか？

野菜が干からびていませんか？

「冷凍していつか食べよう」となんでも冷凍庫に押し込んでいませんか？

あれ？ 昔はこうじゃなかったのにな？ と思ったら

今すぐ冷蔵庫の整理を始めましょう。
毎日使う冷蔵庫の無残な状態を
気持ちのいい状態に整えれば、
これから最高の食べ方を学び、
実践していく意欲にもつながります。

余談ですが、脳の機能と片づけについては、
「散らかったところを片づけると
集中力と情報処理能力が改善する」
という研究結果もあります。

次のページで、冷蔵庫のチェックポイントを
テスト形式で紹介しています。
ご自身の冷蔵庫はもちろん、親御さんの冷蔵庫もときどきチェックして
認知機能に変わった点はないか気をつけてあげるのにも便利です。

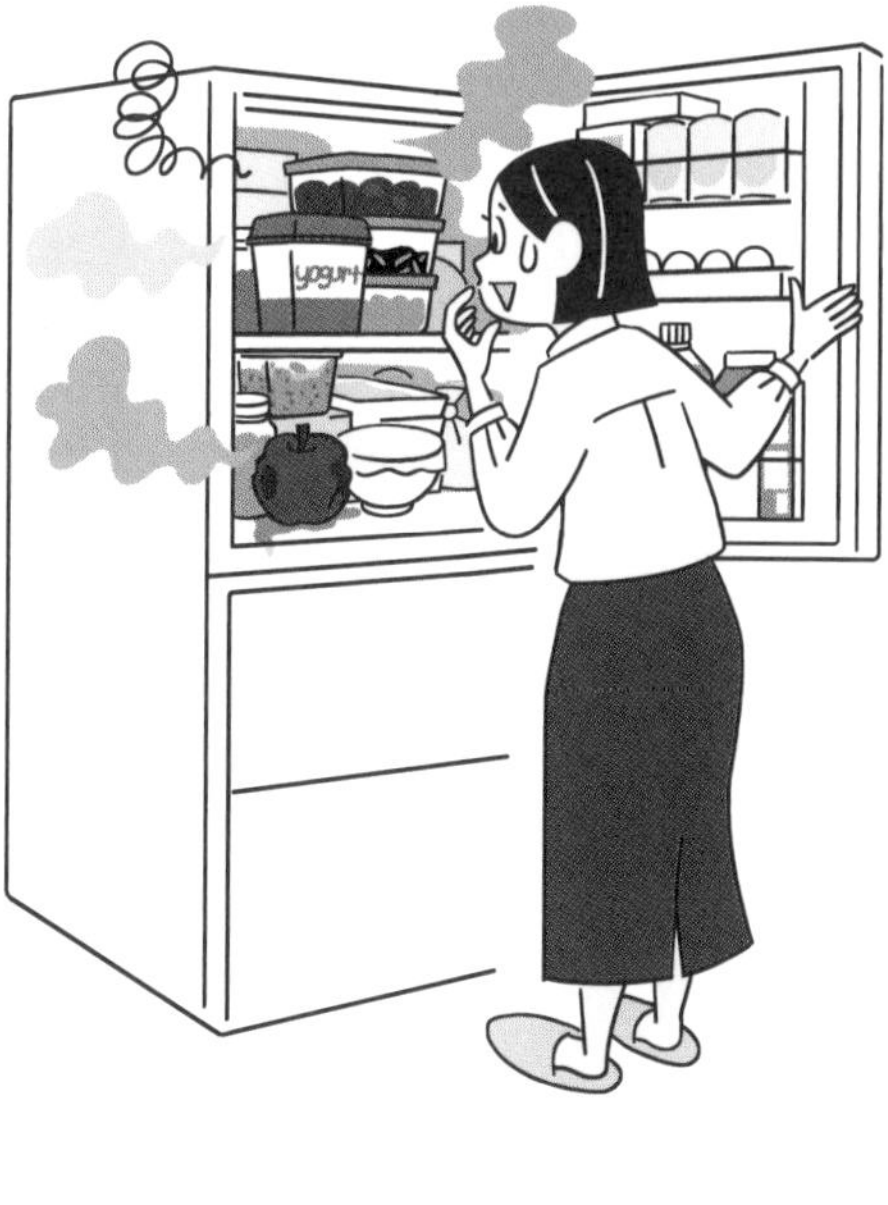

あなたの認知症リスクがわかる！

冷蔵庫チェックリスト

当てはまる項目に「✓」をつけましょう。

□冷蔵庫の中が清潔でない。**汚れ**が目にとまる。

□冷蔵庫の中から、なにか**嫌な臭い**がする。

□冷蔵庫の中が整頓されておらず、**取り出したいものが取り出せない**。

□冷蔵庫の奥になにが入っているか**見渡せない**。

□どこになにをしまうか、いつも行き当たりばったりで**規則性がない**。

□**同じ食材**が何個も入っている。

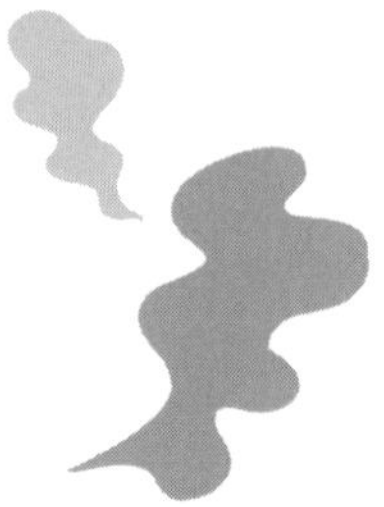

□**賞味期限切れ**の食材が入っている。
または冷蔵庫の中に**賞味期限を把握できていない**ものがある。

□**飲みかけ、食べかけ**のものがいくつも入っている。

□**干からびた野菜**が入っている。

□食べたら**お腹を壊しそうなもの**が入っている。

□**ふた**がきちんと閉まらないものがある（調味料のチューブなど）。

□**製氷機**を使っている（製氷機を清潔に保つのは実はとても難しいのです）。

□**「冷凍していつか食べよう」**となんでも冷凍庫に押し込みがち。

□冷蔵庫のドアにあれこれ紙類を貼っていて、**紙がよく落ちる**。
あるいは、**見たい紙がどこにあるのか**ひと目で探せない。

□冷蔵庫の上、床や壁との隙間に**ほこり**が溜まりっぱなし。

◀テストの判定は次のページへ

✓判定

✓が8個以上

認知機能の低下が心配です。また、冷蔵庫の中に漂う「毒素」が脳に与えるダメージも心配です。まずは「✓」が7個以下になるのを目標に、冷蔵庫を整えてみてください。

✓が5〜7個

冷蔵庫を開けるたび、小さなストレスが少しずつ溜まり、じわじわと脳に悪影響を与えているかもしれません。「✓」が4個以下になるよう、冷蔵庫を整えてみてください。

✓が4個以下

今は認知機能に大きな問題はなさそうです。「✓」の数をさらに減らそうとすることで、脳にいい刺激を与えてあげてください。

はじめに

祖母とのある体験をきっかけに認知症予防に生涯をかけようと決意

「治療法はない」は死刑宣告みたいなもの

私は、いわゆる「おばあちゃん子」だったと思います。といっても、一緒に住んでいたわけではありません。それどころか、遠く離れたところで暮らしていたので会える回数も限られていました。だからこそ、祖母は私に会うたびに涙を流して喜び、私の好物をたくさん振る舞ってくれました。祖母は、私の最強の味方でした。

そんな大切な祖母が、アルツハイマー型認知症を発症しました。

祖母80歳、私は20歳のときのことでした。

祖母の異変に気づいたきっかけは、祖母と一緒に住んでいた祖父の異変でした。祖父は博学でいつも知識を追い求める人でした。そんな祖父が、あるとき私にこう言ったのです。「考えるのが面倒になってきた」と。

それはなぜかと考えてみたところ、そこに祖母の変化があったのです。祖父と祖母は、以前は二人でたわいもない会話をして仲良く過ごしていました。それがいつからか、祖母が祖父に対して、何度も同じことを聞いたり話したりするように。祖父も最初のうちは「さっきも同じこと言ってたぞ」と指摘していたらしいのですが、だんだんその頻度が増え、ついに祖父は、会話そのものを諦めてしまったというわけです。

せっかくなにかを考えたり学んだりしても、一緒に暮らしている相手と共有できないのであれば、考えること自体が面倒になるのも当然でしょう。

当時の私は、「細胞の活性化」についての研究に没頭しており、脳についてのいくばくかの専門知識もありました。
祖父の話を聞いて、「これはまずいのでは」と感じた私は、半信半疑の両親を説得し、嫌がる祖母をだまし討ちのような形で病院に連れていきました。

私の嫌な予感は当たってしまいました。診察した医師の診断は、アルツハイマー型認知症でした。しかも「今の医学では治療する方法はない」と告げられました。

どんなに大変な病気でも、治療法を示されれば闘う意欲も持てます。しかし逆に、「治療法はない」というのは、言われたほうにとっては死刑宣告に近い。よかれと思って無理に病院に連れていった結果は、ひどく残酷なものでした。
私の母の判断で、幸か不幸か、祖母本人に病名を告げることはありませんでした。しかし、祖母はみるみる症状が悪化し、施設に入ることになりました。その施設には、誰からのお見舞いもなく、孤独な状態で亡くなっていく方もたくさんいました。

ちょうどコロナが猛威を振るっていた頃で、施設の祖母に面会に行くこともできませんでした。結局、祖母は亡くなりました。

認知症は、患者さんからあらゆる尊厳を奪い、またその人が生きてきた記憶すら奪ってしまいます。

「こんなに悲しい病気はほかにない……」。その思いがきっかけで、私は、認知症の予防法の普及に生涯をかける決心をしたのです。

高齢者の2人に1人が認知症、または予備軍に

実は、日本は認知症大国です。厚生労働省の調査によれば、2012年の段階で日本には約462万人の認知症患者がいました。それが2025年には、700万人以上に膨れ上がるだろうと

ますます増える
認知症・軽度認知障害

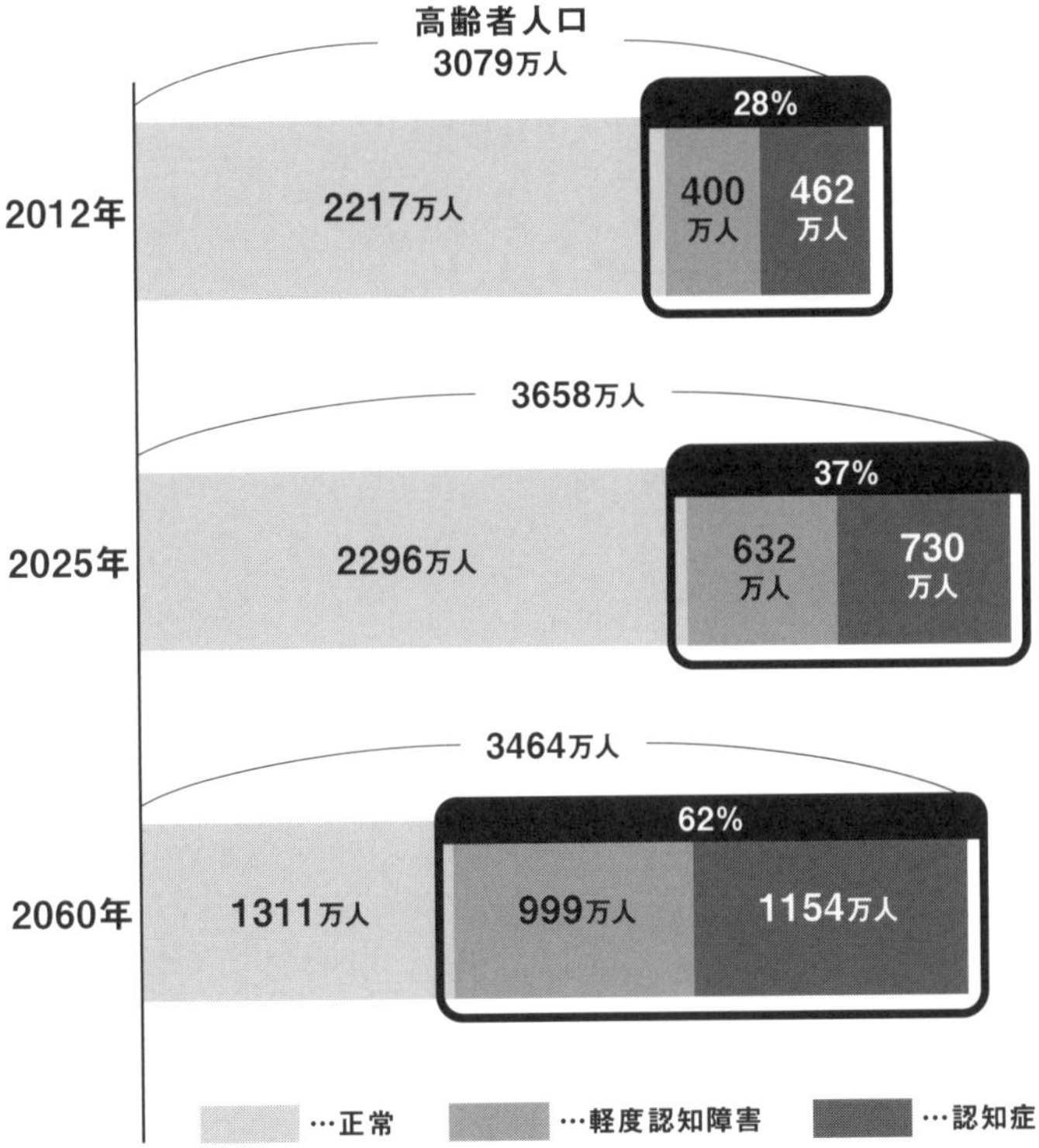

2060年には高齢者（65歳以上）の60%以上が認知症または軽度認知障害となる可能性も。

※厚生労働省「認知症施策の現状について」（H26.11.19）、内閣府「高齢社会白書」令和２年版および平成29年版をもとに独自作成

いわれています。**まさに、高齢者の5人に1人が認知症になる計算です。**

しかも、これは正式に診断される数であって、実際にはさらに「認知症予備軍」とでもいうべき人たちがいます。記憶力や注意力などの認知機能に低下が見られるものの、日常生活に支障を来すほどではない「軽度認知障害（ＭＣＩ）」の人たちです。

認知症や軽度認知障害であることに気づかずに暮らしている人たちもいるでしょう。そう考えると将来的には、高齢者の2人に1人は認知機能に問題を抱える時代が来る……！　そういっても、けっして大げさではないと、私は考えています。

認知症対策＝アルツハイマー対策

認知症には、私の祖母が罹ったアルツハイマー型認知症、脳血管性認知症、レビー小体型認知症、前頭側頭型認知症の、大きく4つの種類があります。

30年以上前は、脳卒中のような脳血管障害が原因の脳血管性認知症が、認知症の中でも最も大きな割合を占めていました。それが今では、アルツハイマーが認知症の約70%を占めています。

認知症大国の我が国において、アルツハイマー型認知症の対策は、最大かつ喫緊《きっきん》のテーマです。**「認知症だけにはなりたくない」と考えるあなたが取り組むべきは、アルツハイマー予防です。**

本書でも、アルツハイマーについて扱っており、これ以降、「認知症」と書いたところは、アルツハイマー型認知症を指しています。

認知症の患者さんの脳には「アミロイドβ」という物質が溜まっています。固形がんにたとえるなら、アミロイドβが凝集したところが原発病巣のようなものです。がんならば、そこを手術で切除すれば根治が望めます。しかし、脳は脂質6割、たんぱく質4割でできていて、たとえるならば硬めの豆腐状の臓器です。そのため、切って縫い合わせるような手術はできません。

薬はどうでしょう。2023年末から、アルツハイマー型認知症治療薬として「レカネマブ（商品名レケンビ）」が認可され、臨床の場で使用できるようになりました。ただし、この薬に期待できるのは「治す」ではなく、せいぜい「進行を遅らせる」レベルです。

では、おめおめと負けてしまうしかないのでしょうか……。いいえ、そんなこと冗談じゃありませんよね！

期待が寄せられる革命的な治療法

私は現在、一般社団法人認知症協会の会長として、多くの患者さんやその予備軍を認知症から救う活動を行っています。

具体的には、認知症研究の第一人者であるデール・ブレデセン博士が2014年に考案した、「リコード法」という認知症治療法を基礎に置き、日本人ならではの生活習慣に合わせたアドバイスを行っています。

アミロイドβが溜まると神経細胞が壊れ、脳が萎縮する

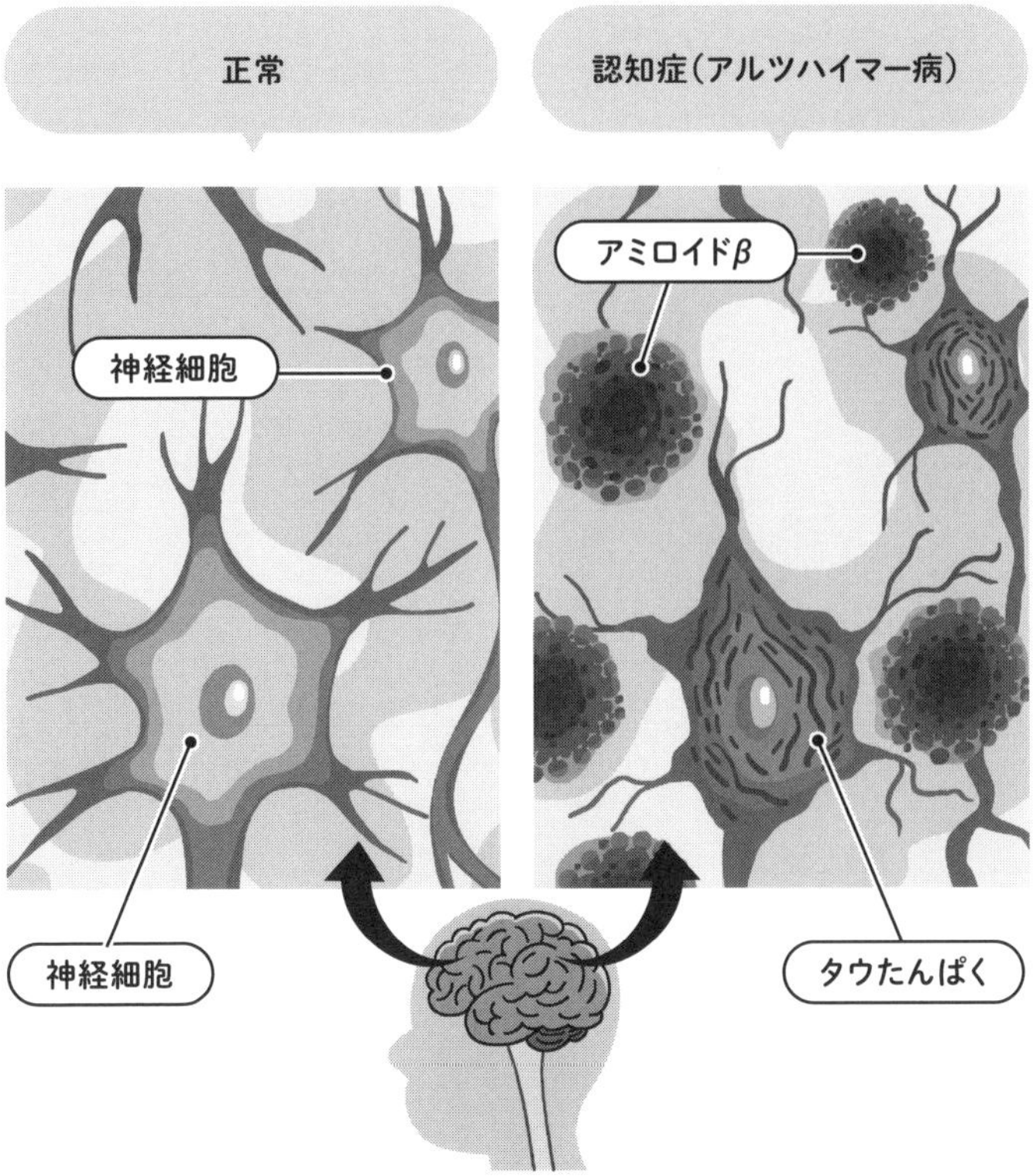

脳の神経細胞の周囲にアミロイドβが溜まると、神経細胞の中にタウたんぱくができ、神経細胞が壊れる。神経細胞の破壊が進むと、脳が徐々に萎縮し、軽度認知障害を経て認知症へと症状が進行する。

リコード法は、「認知症医療界に革命を起こす可能性が高い」との期待から、近年注目が集まっています。私もこのリコード法を信頼し、日本全国から寄せられるさまざまな相談に、持ちうる知見のすべてを駆使して全力で対応しています。

有名な医学誌『Lancet』に掲載されたある論文では、生活習慣の改善で認知症は40％発症を遅らせることができる、と報告されています。実際、私の相談者さんの中にも、生活習慣に関するアドバイスを活かすことで、自分や家族の認知機能が改善した、認知症の進行が止まった、という方が多くいらっしゃいます。

リコード法では、食事、運動、睡眠、ストレスケア、脳トレなど、多角的なアプローチによって認知症を治療します。**その中で、私がとくに重要だと考えている「食事法」について、本書では述べていきます。ライフスタイルや年齢を問わず、誰でも日常に取り入れやすいのは、食事法の利点の1つです。**もちろん効果には個人差がありますし、リスクのある食品や食べ方のすべてを完全に断つのは不可能です。でも「なるべく避ける」ことは可能なはずです。できることから始め、自分に合った方法を見つけてみてください。

認知症の予防・改善という観点で知っておきたいいろんな方法や考え方を、国内外の諸研究も参考に、さまざま盛り込みました。

私たちは、100歳まで生きられる時代を迎えています。先人たちの多くの努力によって、やっとそこまで辿り着いたのに、認知症なんかに負けている場合ではありません。

認知症に負けない方法は、実際にあります。**今や認知症は、自分自身の日々の心がけで防ぐことも改善することもできるのです。**その方法を、この本で、一緒に学んでいきましょう。

山根 一彦

この本で「NG食材」としているのは、認知症の予防・改善という観点でなるべく避けたいと著者が考えている食材のこと。「OK食材」とは、同様の観点で積極的に摂りたい食材のことです。また本書の内容は著者の見解であり、現在のエビデンスからの判断です。

目次

はじめに

第1章

ここまでわかった！認知症の最新情報　25

第2章

なるべく避けたい食材と対策について 77

第3章

毎日食べたい食材の食べ方と選び方

第4章

脳を守る食事と調理の基本の考え方

173

ブックデザイン　bookwall
DTP・図版　PETRICO
イラスト　福田玲子
校正　東京出版サービスセンター
編集協力　中村富美枝
編集　伊藤頌子（KADOKAWA）

第1章

ここまでわかった！認知症の最新情報

「認知症は不治の病」は過去のこと

私の祖母がそうであったように、「認知症の患者さんは助けようがない」というのは、長く医療界の常識とされてきました。
どれほど偉大な仕事を成し遂げた人でも、どれほど莫大な資産を有していても、どれほど多くの人から愛されて尊敬されていても、いったん認知症を発症すれば、その末路は悲惨なものでした。

がんの場合、残念ながら治癒できなかったとしても、家族や友人と昔話をしたり、お世話になった人に感謝の言葉を述べたりと、その人らしい最期を迎えることができるでしょう。しかし、認知症の場合、自分の人生を総括することもせずに、周囲を困惑させたまま亡くなっていくのが実情です。

もちろん、本人はそんなことは望んでいないのに、どうしようもないのです。

今この瞬間にも、認知症を発症し、藁にもすがる思いで医療機関を訪れ、「治りません」という非情の診断を下されている人が、世界中にたくさんいます。

しかしながら、こうした長く続いた絶望的な状況に、一筋の明るい兆しが見えてきました。**認知症は予防が可能であり、改善も夢ではないことがわかってきたのです。**

その1つが、新薬の登場です。

日本のエーザイが、アメリカの製薬会社と共同で開発した「レカネマブ（商品名レケンビ）」が、アメリカに次いで2023年末から、日本でも実際の治療の現場で使われるようになりました。レカネマブは、認知症の中でも、本書で扱っているアルツハイマー型認知症が対象です。

まだまだ、効果は限定的ではありますが、この薬には非常に重要なポイントがあります。それは、対症療法的なものではなく、アルツハイマーの原因物質に働きかけているという点です。

原因物質にダイレクトに働きかける薬が開発されたということは、アルツハイマーの発症メカニズムはほぼ解明されつつあると考えていいでしょう。

アルツハイマーを引き起こす一番の原因は、脳に「アミロイドβ」というたんぱく質が蓄積することです。このアミロイドβは、脳にダメージを与えて神経細胞を死滅させ、脳を萎縮させます。

新薬レカネマブは、「脳のゴミ」とも呼ばれるアミロイドβを掃除し、アルツハイマーに一定の効果を上げるのです。

ただし、この薬の対象となっているのは、軽度認知障害（ＭＣＩ）

や、アルツハイマーを発症してから早い段階にある患者さんのみです。重症患者さんには使えませんし、また、完治を目指すものでもありません。

アルツハイマー型認知症の発症メカニズムが明らかになってきたからこそ、どうすれば予防できるかもわかってきました。

アルツハイマーをいたずらに恐れているだけの時代はもう終わったのです。

POINT！

認知症を遠ざけるには、アミロイドβを蓄積させなければいい。

認知症になるまでには20年以上かかる

新薬レカネマブの対象者は今のところ、軽度認知障害や、発症してから早い段階にある患者さんのみに限られています。それには理由があります。

というのは、認知症の原因は、症状が現れるよりも20年以上も前から育っているものなのです。

若年性を除き、多くのケースにおいて、認知症の症状が現れるのは高齢になってからです。

しかし、40代とか30代とか、そうした若い頃から脳の中ではすでにアミロイドβの蓄積が始まっていることがわかってきました。ということは、重症患者さんの脳ともなると、20年よりもっと長い期間をかけてかなりの量のアミロイドβが蓄積しているはずです。

それではレカネマブがどれほどがんばったとしても、認知機能が改善するほどまでには、アミロイドβを掃除しきれないわけです。

ただし、こうもいえると思いませんか。認知症が、20年以上にもわたってアミロイドβを蓄積させた結果として発症する病気なのであれば、その長い年月の間に生活習慣を改善すれば、発症を抑えられる可能性も高くなるのでは――と。

いかがでしょうか。ここにこそ、本書の狙いがあります。

40代はもちろんのこと、50代でも60代でも70代でも遅いことはありません。今すぐ生活習慣を改善すれば、あなたは認知症から大きく遠ざかることができます。

また万が一、軽度認知障害や初期の認知症と診断されているとしても、そこからの脱却が望めます。
認知症と生活習慣については、世界中で研究が進められており、有名な医学誌『Lancet』でも、二度にわたり注目すべき論文が発表されています。そこでは、喫煙、運動など、いろいろな要素が指摘されていますが、なんといっても「食事」が大事だと私は考えています。
私たちの体は、食べたものでできています。もちろん、脳も同様です。なにを食べるかだけでなく、どう食べるかという「食べ方」も大事です。本書をきっかけに食生活を見直し、認知症に打ち克ちましょう。

POINT！

今日から食生活を見直せば、20年後の悲劇は避けられるかもしれない。

アミロイドβが溜まっていくイメージ

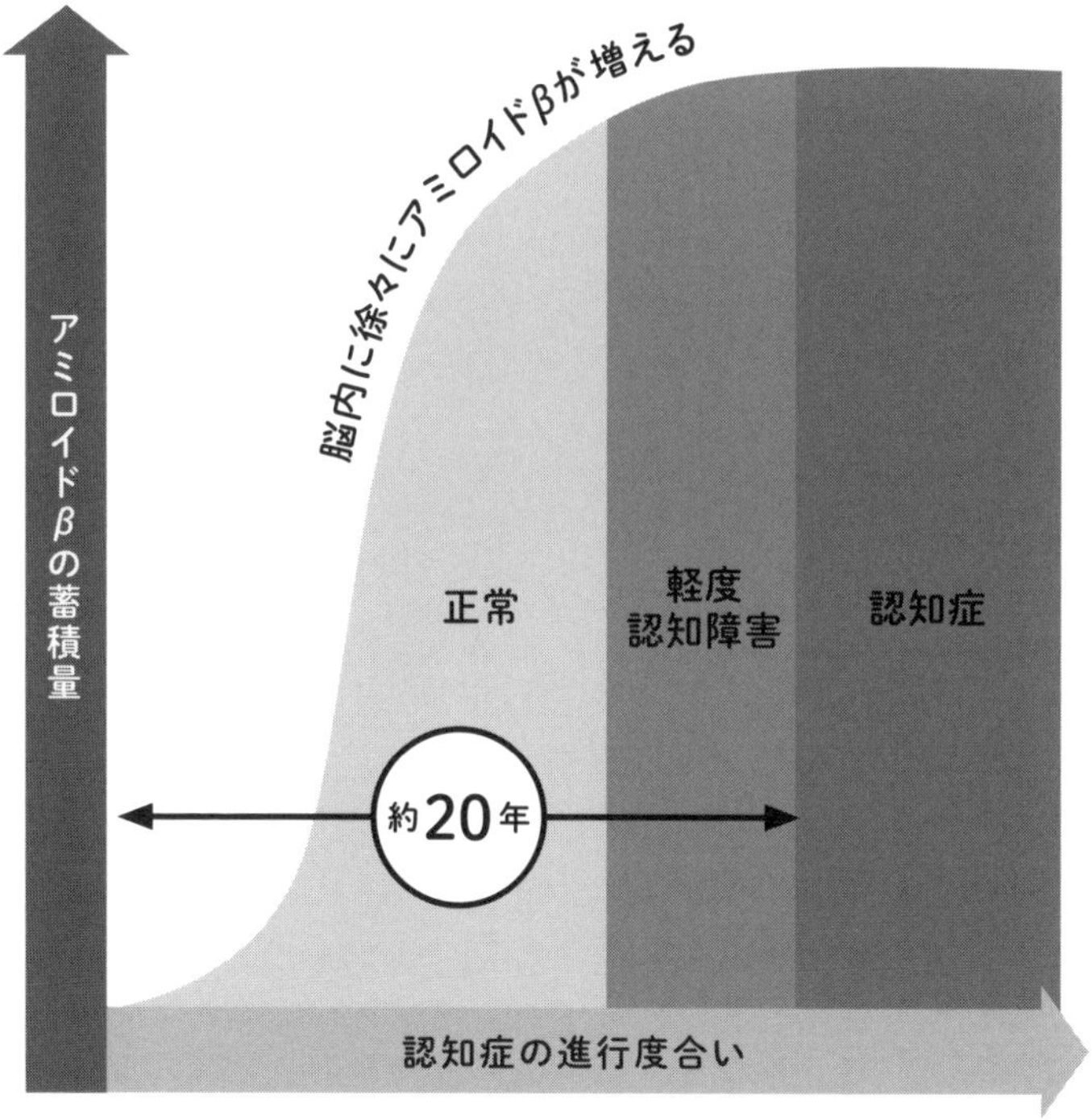

認知症になるまでには約20年の猶予があるということ。軽度認知障害の間であれば、生活習慣の改善によって、認知症の進行をストップできるばかりか、正常の状態に戻すことも可能だとわかってきた。

※参考 Clifford R Jack Jr et al. Tracking pathophysiological processes in Alzheimer's disease: an updated hypothetical model of dynamic biomarkers. Lancet Neurol. 2013 Feb;12(2):207-16.

認知症を招く3つの原因を食べ方の改善で遠ざける

先に私は、認知症には大きく4つの種類があると述べました。アルツハイマー型認知症以外の3つは本書には直接関わりませんが、混乱を避けるためにも簡単に触れておきましょう。

脳血管性認知症は、脳梗塞や脳出血などの疾患に付随して生じるタイプの認知症です。

レビー小体型認知症は、脳にレビー小体というたんぱく質が蓄積することが原因です。

前頭側頭型認知症は、前頭葉や側頭葉が変性して萎縮します。

そして、アルツハイマー型認知症は、長い年月をかけてアミロイドβが蓄積し、その影響で脳が萎縮していくことで発症します。

実際に、アルツハイマーの患者さんの脳を死後に解剖してみると、アミロイドβが溜まったところが茶色い斑点のようなシミになっています。この斑点状のシミは「老人斑」と呼ばれ、脳を萎縮させる主な犯人です。

「主な」と表現したのは、アミロイドβの凝集以外にも原因はあるだろうと考えられているからです。というのも、アルツハイマーを発症していなくても、死後に解剖してみると老人斑がたくさんある人がいるからです。

しかしながら、アミロイドβを減少させる新薬レカネマブによって、アルツハイマーの進行を遅らせる効果が見られたわけですから、できるだけアミロイドβを溜めないことが、アルツハイマーの予防につながるのは間違いないでしょう。

とはいえ、アミロイドβは誰もが持っているたんぱく質で、それ自体が悪者なのではありません。溜まってしまうから問題が生じるのです。

そして、溜まる理由は意外にも、脳を守るために戦った結果にあるのです。

どういうことか、その流れを説明しましょう。

なにか脳に悪影響を与えそうな要因があると、アミロイドβが集まってそれをやっつけてくれます。そうした戦いがたまにだけ起きているうちはいいのですが、度重なると、アミロイドβが増えすぎてしまいます。

そして、増えすぎたアミロイドβは、今度は脳神経を攻撃してアルツハイマー型認知症を引き起こします。

つまり、アルツハイマーを予防するには、アミロイドβが活躍しなければならないような「脳に危機をもたらす要因」を、最初から遠ざける生活をすればいいわけです。

脳に危機をもたらす要因とは、大きく「炎症」「毒素」「栄養不足」の3点に分けられます。

前述したように、アミロイドβは20年以上もの歳月をかけて、じわじわとあなたの脳に溜まっていきます。

大事なのは、できる限りその蓄積量を増やさないこと。つまりは、必要以上にアミロイドβが凝集しないように、「炎症」「毒素」「栄養不足」を遠ざければいいのです。

3つのポイントのすべてにアプローチするには、「食べ方」を改善するのが最短距離です。食べ方の正しいルールを知り、できるところから実践していきましょう。

ルールはたくさんあるので、最初からすべて守ろうとするよりも、取り入れられるものから1つずつ、自分の習慣としていくのがおすすめです。

認知症を防ぎ、改善する食べ方のルールは、主に以下の3つに分けられます。
まず「どんなものを食べてはいけないのか」（NG食材）と「どんなものを食べたらいいのか」（OK食材）。そして「どういう食べ方をするといいのか」。

また食べ方の正しいルールを取り入れていく大前提として、冷蔵庫を正しい状態に整えておくこともとても重要です。

実は冷蔵庫の状態は、認知症のリスクや進行度を見極めるのに格好のポイントです。冷蔵庫のチェックポイントを一覧にしていますので（詳しくは4ページを参照）、ご自身の冷蔵庫はもちろん、親御さんの冷蔵庫をときどきチェックして、認知機能に変わった点はないか気をつけてあげてください。

具体的な食べ方のルールについては第2章以降でご紹介すること

として、まず第1章では、「炎症」「毒素」「栄養不足」がなぜ脳にとって問題なのか、そのしくみを丁寧にお伝えします。
食べ方のルールを、前向きに実践し続けるためには、なぜそれらのルールが認知症の予防と改善に有効なのか、納得感をもって理解することが不可欠です。
少々難しい話もあるかもしれませんが、読めばきっと、食べ方を変えるモチベーションが湧きます。しばしお付き合いください。

POINT！

認知症の根本原因は「炎症」「毒素」「栄養不足」の3点。

炎症①
全身のあらゆる炎症が脳のリスクに

胃腸炎、歯肉炎、関節炎、気管支炎……誰でも一度はなにかの診断を受けたことがあるでしょう。これらはすべて「炎症」です。

こうした病名がつかなくても、熱が出たり、どこか痛かったり、腫れたりしているのも、炎症が起きているからです。また、自覚症状はなくても、体中ではいろいろな炎症が起きているものです。

炎症は、体内に入った異物を敵と見なし、免疫系が攻撃することで起きます。転んで擦りむき傷を作れば、そこからばい菌が入ります。傷口が腫れたり膿が出たりしますが、それは免疫系がばい菌と戦ってくれている証拠です。コロナに感染して高熱が出るのも、免疫系がウイルスをやっつけるべく戦ってくれているからです。

そうした炎症がたびたび起これば、脳を守ろうとしてアミロイドβが増え、それが徐々に蓄積します。

ここで忘れてはならないのは、脳は体中あらゆる部位の司令塔で、すべてがつながっているということ。足指の小さな炎症であっても、それが長引けば、脳のアミロイドβは蓄積されていきます。

とはいえ、普通に社会生活を行っていれば、体中どこにも1つの炎症も起こさないでいることなど不可能です。そこで、**普段から炎症を抑える効果のある食べ物を積極的に摂ることが大事になります。**

POINT！

足指の小さな炎症でさえ、認知症の原因の1つとなる。

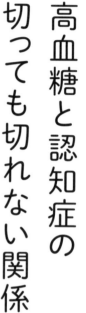

炎症②
高血糖と認知症の切っても切れない関係

認知症と炎症について語るときに避けて通れないのが、血糖値が高くなる病気、糖尿病との関わりです。「アルツハイマーは脳の糖尿病」という言葉もあるくらい、この2つの疾患は密接にリンクしています。**医学誌『Neurology』の報告によると、糖尿病の患者さんは、認知症の発症リスクが2倍になることもわかっています。**

糖尿病と診断されるほどではなくとも、血糖値が上がる食べ物は認知症のリスクを上げます。というのは、そもそも血糖値が上がること自体が炎症を生むからです。

血糖値とは、血液中にどれだけ「ブドウ糖」が存在するかを示す数値です（その数値が一定の基準より高くなっていれば糖尿病と診断されます）。

高血糖、つまりブドウ糖が増えすぎた状態となると、なにが起きるのでしょうか。

ブドウ糖には、たんぱく質に結合する性質があります。これらが結合すると、「AGEs（終末糖化産物）」という悪性物質が生成されます。

私たちの体は、筋肉も内臓も血管も皮膚も、ほとんどがたんぱく質でできているため、高血糖の状態が続けば、AGEsはどこにでもできます。

AGEsはタチの悪い老化促進物質で、全身の血管を傷つけ、炎症させます。たとえば、血管の内壁にAGEsが作られれば、それがいずれ動脈硬化へと進みます。皮膚にAGEsが作られれば、シミになります。これらも炎症の一種です。

AGEsによる炎症は、痛みなどの自覚症状がないまま、全身で進行していき、脳でアミロイドβを蓄積させます。**脳に沈着したア**

ミロイドβを「老人斑」といいますが、老人斑がある高齢者は、健康な高齢者と比べてＡＧＥｓが３倍多いことが報告されています。

認知症の予防には、まずなにより、血糖値が高くなる食べ物を避けることが重要です。

私たちの体はよくできていて、血液中にブドウ糖が増えると、血糖値が上がりすぎるのを避けるため、膵臓から「インスリン」というホルモンが分泌され、ブドウ糖を処理します。インスリンが正しく分泌され、機能しているうちは、私たちは糖尿病にはなりません。

ただ、血液中にブドウ糖がしょっちゅうあふれていては、大量のインスリンが常にせっせと働かねばなりません。そうした状態が続くうち、インスリンはだんだん効きにくくなっていきます。このように、インスリンの感受性が低下することを、専門用語で「インスリン抵抗性」といいます。

実は、インスリンは、血糖値を下げるだけでなく、脳でも重要な働き

をしています。エネルギー代謝調節、記憶、学習、神経細胞の新生・維持・修復に、インスリンは必須の存在なのです。

インスリン抵抗性を起こしてしまうと、脳におけるインスリンの働きもじゅうぶんな効果を示さなくなります。その結果、神経細胞が減少してしまうわけです。

実際に、東京大学大学院の発表によると、インスリン感受性の低下によってアミロイドβが脳から取り除かれるスピードが落ち、その結果、アミロイドβの蓄積が増すことがわかっています。

さらにもう1つ、血糖値が上がりインスリンがたくさん出ることによって、認知症のリスクが上がる理由があります。

インスリンは最終的に、「ＩＤＥ」という酵素で分解処理されます。このとき、糖質をたくさん摂って血糖値が上がれば、インスリンもたくさん分泌され、その分ＩＤＥもたくさん必要になりますね。

ここからが重要なのですが、実は、脳のアミロイドβを分解する酵素も、同じＩＤＥです。脳にアミロイドβが溜まりそうになっても、ＩＤＥによって分解処理されればいいわけです。**しかし、インスリンがたくさん分泌されている状況では、ＩＤＥはその分解に手一杯で、アミロイドβの分解が疎かになります。**その結果、脳に溜まるアミロイドβの量が増え、認知症に近づいてしまうのです。

こうしたしくみから、糖尿病は認知症の大きな危険因子といわれているわけです。

POINT!

高血糖は全身の炎症を招くばかりか
脳内のアミロイドβの分解も滞らせる。

高血糖が認知症につながる3つの理由

理由❶

炎症が起きる

高血糖状態では、細い血管の血液の流れが悪くなることで、感染、炎症が起きやすくなる。また糖質を摂って血液中にブドウ糖が増えると、体中で「AGEs」（終末糖化産物）という悪性物質が生成され、全身で炎症が引き起こされる。

理由❷

インスリンの働きが低下する

高血糖が原因でインスリンが効きにくくなると、脳の中でのインスリンの働きも悪くなる。すると、神経細胞の維持、修復が正常に行われず、またアミロイドβの蓄積も加速。

理由❸

アミロイドβが分解できなくなる

インスリンとアミロイドβを分解するのは、同じ「IDE」という酵素。高血糖によってインスリンが過剰に分泌されると、分解しなければいけないインスリンが増える分、アミロイドβが分解されなくなる。

炎症③

血糖値を上げるのは甘いお菓子だけではない

ここでは、食事と血糖値の関係について基本的なことを述べておきましょう。

まず、血糖値を上げ、認知症を招く代表格は「糖質」です。 糖質というと、その字面から甘いお菓子や飲み物を想像しがちですが、甘いものとは限りません。私たちが摂っている糖質の大半は、炭水化物です。炭水化物とは、パンや麺類などの小麦粉からできたものや、日本人が大好きなお米やおせんべい、イモ類などです。

高血糖および認知症のリスクという観点でいえば、これらを食べることと、甘いお菓子を食べることは、まったく変わりません。

糖質のうち、でんぷんは「多糖類」、砂糖は「二糖類」と呼ばれます。

多糖類も二糖類も、噛んで消化されると、最終的に全部ブドウ糖に分解され、血糖値を上げます。

中でも小麦製品はリスクが高い食品です。

なお「脳を活性化する！」のような謳い文句で、ブドウ糖を配合したお菓子が売られているのを見たことはあるでしょうか。たしかに、脳はブドウ糖をエネルギー源とします。しかし47ページでもまとめたとおり、ブドウ糖が過剰な状態が続けば、アミロイドβの蓄積が進み、認知症のリスクは高まります。

POINT！

認知症の引き金となる高血糖を引き起こすのは甘いものとは限らない。

炎症④

互いに影響を及ぼし合う「脳と腸」

脳に悪い影響を与える炎症は、私たちの体のどこでも起きますが、中でも「腸」は重要です。腸は食事によって不具合を起こしがちで、食事を疎かにしていると、腸の不具合が認知症を引き起こします。

「腸もれ」という言葉を聞いたことがあるでしょうか。リーキーガット症候群とも呼ばれる、腸の粘膜に小さな穴が開く病変です。本来、腸の粘膜は、私たちにとって必要な栄養素を体内に取り込み、不要物は排除するようにできています。ところが、普段の食事が原因で腸内環境が乱れ、そこに小さな穴が開くと、入らないはずの異物が血液を通して体内に侵入してしまうのです。

腸から体内に異物が入れば、免疫系が働いて炎症を起こします。**全身が慢性炎症状態になるばかりか、脳にも有害物質が送り込まれ、いっそうアミロイドβの分泌、蓄積が加速します。**

腸の粘膜にダメージを与え、腸もれを引き起こす代表格が「グルテン」です。グルテンは小麦などに含まれるたんぱく質の一種です。グルテン以外に、乳製品や、添加物の多い加工食品、過剰なアルコールやカフェインも腸もれを招きます。

腸内環境の維持に不可欠なのが「腸内細菌」です。腸内細菌には、「善玉菌」「悪玉菌」「日和見菌」の大きく3種類があります。

腸内環境を良くするには、日頃から善玉菌を悪玉菌よりも多く保つことです。しかも、多種類の善玉菌を持つことが望まれます。**ちなみに、認知症の患者さんの腸内細菌は、多様性が低く善玉菌の割合が低いことがすでにわかっています。**

3種類の腸内細菌

◆善玉菌
消化吸収を助けたり、免疫機能に関わったりと健康維持や老化防止に良い効果をもたらす菌。ビフィズス菌や乳酸菌がその代表格。

◆悪玉菌
ガスを出したり発がん性物質を作ったり、体に悪い影響を及ぼす。ウェルシュ菌、ブドウ球菌、悪玉大腸菌など。

◆日和見菌
健康なときはおとなしいが、体が弱ると悪玉菌的な立場になる。バクテロイデス菌や本来無毒の大腸菌、連鎖球菌など。

年齢を重ねるとともに善玉菌は減っていくので、アルツハイマーが心配な年代になったらなおさら、善玉菌を外から入れて積極的に育てていくと同時に、悪玉菌を退治する必要があります。

ただ、善玉菌は腸に定着しにくいです。善玉菌を作り出す味噌や納豆などの発酵食品をよく食べ、同時に善玉菌の餌となるものも摂りましょう。餌としては、キノコなどの食物繊維、玉ねぎやゴボウに多く含まれるオリゴ糖がおすすめです。

一方で、悪玉菌の割合が増える原因には、飲酒、ストレス、食生活の偏りなどが挙げられます。人工甘味料、添加物、薬（とくに抗生物質）によっても悪玉菌の割合が増えます。こうした要因はできるだけ避けましょう。

加えて、すでに腸に蔓延している悪玉菌を減らすことも必須です。それを可能にするのが食物繊維の摂取です。1日に24グラム以上の食物繊維を摂ると、悪玉菌を減らすことができます。

24グラムの食物繊維を摂るには、たとえばブロッコリーでは500グラム弱、キャベツでは1300グラムなど、結構な量を食べなければなりません。これまで以上に、意識的に野菜を摂りたいですね。
なお、ヨーグルトや乳酸菌飲料に頼ることはすすめません。乳製品は健康上問題が多く、乳酸菌飲料には「果糖ブドウ糖液糖」という脳に良くない材料が使われていることもあるからです。

炎症の話からは少し外れますが。脳と腸の関係についてもう1つお話ししたいことがあります。脳と腸は、「脳腸相関」と呼ばれる深い関係を持っています。**脳と腸は神経によって直接つながっており、お互いに影響を及ぼし合っているのです（現在、「脳・腸・腸内細菌相関」という概念に変わりつつあります）。**

緊張や不安などのストレスからお腹が痛くなり、トイレに駆け込んだ経験のある人は多いでしょう。これは、脳が感じたストレスの信号が腸に伝わるためです。脳のストレスが腸に伝わり、お腹が痛くなる。お腹が痛くなれば、その信号が脳に伝わってまたストレスとなる。そして余計にお腹が痛くなる……負のスパイラルですね。

短期的なもので済めばいいですが、繰り返していると「過敏性腸症候群」という病気に発展しかねません。

また、幸せホルモンと呼ばれるセロトニンの約90％。やる気ホルモンであるドーパミンの約50％が腸で作られています。腸の状態が良くなければ、それらホルモンが産出できず、幸福感ややる気が得られなくなります。うつ状態に代表される精神の不調は、認知症のリスクを上げます。

認知症を予防したいなら、お腹を大事にしましょう。

POINT！

腸内細菌を意識した食生活は腸の健康だけでなく認知症対策にも功を奏す。

炎症⑤
「ホモシステイン」の濃度が高いのは危険

認知症を発症していない平均年齢76歳の男女1092名を、8年間にわたって追跡する調査がアメリカで行われました。**すると、血液中の「ホモシステイン」という物質の濃度が高い人は、認知症の発症リスクが上がることがわかりました。**医学誌『The New England Journal of Medicine』の報告によるものです。

ホモシステインは、「メチオニン」という必須アミノ酸が体の中で代謝されるときに生成されます。メチオニンは、うつ症状の緩和、アレルギーの抑制、肝機能向上、老化防止効果などがある成分です。

認知症のリスクを抑えるには、なるべくホモシステインを減らし、メチオニンが増える食生活が望まれます。そうした食生活の鍵を握るのが、ビタミンB群です。ビタミンB_6、ビタミンB_{12}、葉酸（ビタミンB_9）は、「再メチル化」という現象を促すビタミンです。再メチル化とは、ホモシステインをメチオニンに戻す働きです。またビタミンB_6には、ホモシステインの代謝を助ける働きもあります。

ビタミンB_6はカツオ、サケ、サツマイモ、玄米など、ビタミンB_{12}は卵や貝類、葉酸は緑色の野菜などに多く含まれますが、これらのビタミンが不足すると、ホモシステインが増えます。

POINT！

認知症リスクを高める「ホモシステイン」を増やさないためにビタミンB群をしっかり摂取する。

毒素①

脳を攻撃する、日常に潜む3つの毒素

かつて日本では、「水俣病《みなまた》」という大きな公害事件が起きました。熊本県の水俣湾で獲れた魚介類を摂取した人々に、中毒性中枢神経系疾患が多く見られたのです。当初は原因不明の奇病と恐れられましたが、やがて、工場廃水に含まれていたメチル水銀化合物によるものとわかりました。水俣病では、小脳が壊されて運動ができなくなる小脳性運動失調という症状が現れましたが、メチル水銀は神経障害を引き起こして脳機能に異常を来します。

そして、水銀は認知症を引き起こす原因とも考えられています。

実際に、認知症の患者さんの脳内では、そうでない人の脳より高いレベルの水銀が検出されます。

これほど劇的なケースでなくとも、私たちは絶えず脳を攻撃する毒素である有害物質に晒されています。私たち現代人はさまざまな毒素に囲まれて生きており、まったく「毒ゼロ」の環境に暮らすことは不可能です。

脳を脅かす3タイプの毒素

◆大気や水に含まれているもの。

◆細菌やウイルスなど生物が媒介するもの。

◆農薬や添加物などの化学物質。

まず、大気や水に含まれる毒素についてです。大気汚染は個人の力では止められません。水道水にも微量ながら有害物質が含まれます。とくに水道管から溶け出る鉛は『Molecular Neurobiology』

という分子神経科学誌が脳への影響を指摘しており、「リコード法」も水道水には注意が必要だとしています。**溶け出た鉛の量はわずかでも、長期にわたり蓄積した場合の脳への影響は、まだ詳しくわからない状態です。浄水器の使用が望ましいと、私は考えています。**

また、自分がどれほど気をつけても、タバコの副流煙や、他人が身につけている化粧品や香水の香害から完全に逃れることはできません。不快な香りが及ぼす脳のストレスについては、たとえば東邦大学理学部が興味深い研究発表を行っています。ストレスがあるなら、認知症のリスクも懸念されると考えていいでしょう。

次に、細菌やウイルスなど生物が媒介する毒素です。たとえば、細菌に感染したものを食べれば、嘔吐や下痢といった炎症を起こします。このとき、体の免疫系は炎症と戦うとともに、細菌やウイルスという毒素を除去するために戦います。当然、アミロイドβも大量に産生され、脳に溜まります。**最近では神経免疫学の科学誌『Brain,**

Behavior, and Immunity』で、「歯周病菌が原因でアミロイドβが増え、認知症のリスクになる」との報告もありました。

最後に、農薬や添加物などの化学物質の毒素についても触れておきましょう。

普段から農薬だらけの食品を口にしていれば、アミロイドβが産生、蓄積されていきます。農薬は、使える種類と量が国によって厳しく管理されているため、そこまで危険視しない人も多いようです。ただ、その害が無視できないとする研究結果もあります。

たとえば『Toxics』というジャーナルで掲載されたある論文では、農薬使用の多い地域に住む人は認知症のリスクが増加する、と述べられています。

農薬の多くは脂溶性で、蓄積性があります。蓄積した有害物質が脳に移行する可能性もあるため、できるだけ気をつけるほうがよさそうです。

添加物についても同様です。国の規制や管理があるからと安心せず、できるだけ避けるほうがおすすめです。

現代社会にあって、毒素によるアルツハイマーのリスクを低減するために、私たちがまず取り組むべきは、ゼロは無理でも、なるべく毒を取り込まないようにするということです。

最も避けやすいのは、食べ物由来の毒素でしょう。そこで有効となるのは、日頃からの食材選びの知恵です。

野菜などの農作物は極力、信頼できる農家さんの有機野菜や無農薬野菜を選ぶのがベターです。それが無理でも、よく洗う、茹でこぼすなど、ちょっとした工夫で残留農薬は減らせます。また、どういう食材に残留農薬が多いのか知っておくことも大切です。

ファストフード、コンビニやスーパーの弁当や惣菜、スナック菓子などの多くは添加物まみれです。ソーセージやハム、練り物などの加工品もできるだけ避けてください。

また、魚に注意すれば、水銀を回避できます。サメ、カジキ、マグロのような大型の魚、キンメダイやキンキなどの深海魚は、水銀が蓄積されやすいことがわかっており、厚生労働省も、大型魚、深海魚の摂りすぎについて注意喚起しています。

水銀は認知機能に影響を及ぼす可能性があり、且つ、水銀の長期蓄積のリスクについてはまだ詳しくわかっていない状況です。であれば認知症予防の観点では、なるべく避けるほうが良さそうです。マグロは「たまに」にとどめ、サンマ、サケ、サバ、イワシ、ニシン、アジなど、できるだけ小さな魚を選ぶのが正解です。

POINT！

脳に良くない毒素はいろいろあるが最も避けやすいのは食べ物由来の毒素。

毒素②
解毒能力は食事によって高められる

毒素によるアルツハイマー型認知症を防ぐためにはもう1点、「体内に入った毒をできるだけ排出する」ことも大切です。

もともと私たちの体には、見事な解毒機能が備わっています。それを主に行う臓器は、肝臓と腎臓です。

肝臓と腎臓を疲れさせることなく、いつまでも元気に働いてもらえる状態にしておくことは、解毒につながり、認知症の予防につながります。

ところが、これらの臓器はどちらも「沈黙の臓器」と呼ばれ、多少のダメージを受けていても、自覚症状がほとんど出ないのです。そのため気づかないうちに、肝臓や腎臓を疲弊させてしまう人が後を絶ちません。

肝臓が主に行っているのは、アンモニアやアルコールの解毒です。アンモニアは体の中でたんぱく質の分解物質として発生する成分です。ですので、大量のたんぱく質を摂取してアンモニアをたくさん産生していたり、アルコールを過剰に摂取したりしていると、肝臓は疲れてしまいます。

一方の腎臓は、老廃物を尿として排泄する器官です。体に必要なものは回収する傍ら、尿素、クレアチニン、尿酸などの不要物を体外に出してくれます。この腎臓も、たんぱく質を摂りすぎると過剰労働となり疲れます。

そこで取り入れたいのが、肝臓や腎臓を助ける栄養素です。たとえば**「システイン」というアミノ酸は、グルタチオンという成分を作り、グルタチオンで毒素を包み込んで排出します。システインは、ブロッコ**

リー、小松菜、クレソン、キャベツなどアブラナ科の野菜に多く含まれます。

グルタチオンの働きを助ける成分のイソチオシアネート、使われたグルタチオンの解毒機能を再生させるセレンやビタミンB_2も一緒に摂取できると、さらに肝臓を守れます。これらの栄養素を含む食材は左のリストのとおりです。

一方、毒素を強制的に排出させて腎臓を助ける栄養素には、硫化アリル、フィチン酸、ケルセチン、αリポ酸、クエン酸などが挙げられます。

POINT!

肝臓と腎臓を守り、認知症を防ぐために有効な食材、栄養素は多数ある。

肝臓や腎臓を元気にして解毒力を回復する栄養素

栄養素	その栄要素を多く含む主な食材
システイン	ブロッコリー、小松菜、クレソン、キャベツ
イソチオシアネート	わさび、玉ねぎ、春菊、ラディッシュ
セレン	鰹節、きのこ、鶏肉、納豆、そば
ビタミンB_2	うなぎ、ブロッコリー、納豆、卵
硫化アリル	ニンニク、玉ねぎ、長ねぎ
フィチン酸	玄米、コーヒー、緑茶
ケルセチン	玉ねぎ、ブロッコリー、レタス、柑橘類
αリポ酸	ほうれん草、ブロッコリー
クエン酸	レモン、梅干し、柑橘類

肝臓、腎臓は「沈黙の臓器」。たんぱく質やアルコールの摂りすぎで、自分では気づいていなくても疲れていることがあるので、臓器を守る食材を意識的に摂ること。肝臓、腎臓が元気で解毒力が正常なら、脳を毒素から守ることができる。※著者調べ

栄養不足①

脳が必要としている3つのタイプの栄養

「栄養」という言葉には広い意味があります。たとえば、子どもが筋肉や骨を作るための栄養と、アスリートが試合前に摂るべき栄養は異なります。同様に、脳にとって欠かせない栄養もあります。

脳に欠かせない3つの栄養

- **脳が正常に機能するための栄養。**
- **脳と体全体を健康に保つための栄養。**
- **脳を成長させるための栄養。**

まず、脳が正常に機能するための栄養とは、どのような栄養でしょうか。**脳の機能は、1つ1つの神経細胞が担っています。この神経細胞に栄養が行き渡らなければ、細胞はダメージを受け死滅に向かい、認知機能に支障を来します。**

だから、神経細胞が働くための栄養が、まずは不可欠です。また、神経細胞どうしがうまく作用し合うための栄養も欠かせません。

2つ目は、脳と体全体の健康を保つための栄養です。認知症は脳の病気ではあるものの、脳のことだけを考えているわけにはいきません。全身の状態が良くあってこそ、脳の働きも活発になります。食事が体を作り、脳を作るということです。

最後に、脳を成長させる栄養も必要です。たとえば、神経細胞の成長を助けたり強くしたりするものがあります。

これらのうちの**どれか1種類だけを摂取していても脳の健康は守られず、どの栄養もバランスよく摂っていくことが大切です。**

また、脳は約60％の脂質と、約40％のたんぱく質からなっており、良質な脂質とたんぱく質を摂取するのも非常に大事です。

ここまで、血糖値を上昇するもの、腸のダメージとなるもの、農薬や添加物が気になるもの、水銀を含むものなど、避けるほうがいい食べ物について多く触れてきました。しかし脳を守るには、不安な食材を知るだけでは不十分です。積極的に摂るべき食材についても、3章を中心にしっかりお話ししていきます。

POINT！

脳は脂質とたんぱく質でできており、良質な脂質とたんぱく質は脳を喜ばせる。

栄養不足②
ビタミンとミネラルも脳に欠かせない

認知症を予防、改善するには、脳のエネルギーや脳細胞の材料としての栄養だけでなく、「脳の細胞同士の反応を良くする」栄養も必要です。それには、ビタミンやミネラルが該当します。

ビタミンとは、生物の生存、生育に必要な有機化合物の総称で13種類あります。**ビタミンA、B_1、B_2、ナイアシン（B_3）、パントテン酸（B_5）、B_6、ビオチン（B_7）、葉酸（B_9）、B_{12}、C、D、E、Kのすべてが脳にとって大切です。**

たとえば、ビタミンDやビタミンB群（とくに葉酸）には、脳のシナプスの働きを強化する働きがあります。シナプスでは神経伝達物質によって情報がやりとりされており、これらの栄養が不足すれば、シナプスの働きが低下してアルツハイマーのリスクを高める可能性があります。

実際に、**認知症の患者さんの血液を調べると、しばしばビタミンD、ビタミンB_{12}、ビタミンB_6の減少が見られます。**

また、ビタミンB群の中でも、ナイアシン（ビタミンB_3）、ビタミンB_6、葉酸（ビタミンB_9）は、セロトニン、ドーパミン、ギャバ、アドレナリン、ノルアドレナリンなどの神経伝達物質の合成を促進します。これらビタミンB群が不足すれば、神経伝達物質が合成されにくく脳に異常を来すことになります。

最近では、ビタミンB_1が記憶の形成に重要な役割を担っていることがわかってきています。ビタミンB_1が不足すると神経が害され「ウェルニッケ脳症」という脳の働きに重大なトラブルが起きることもあります。

一方で、ミネラルは、体を構成する酸素、炭素、水素、窒素以外の必須元素のことで、無機質ともいいます。

人の体に必要なミネラルは、カルシウム、リン、カリウム、硫黄、塩素、ナトリウム、マグネシウム、鉄、亜鉛、銅、マンガン、クロム、ヨウ素、セレン、モリブデン、コバルトの16種類です。

脳の神経細胞の情報伝達には、これらミネラルが密接に関わっており、認知機能とも深い関係があります。

16種類のミネラルはどれも重要ではありますが、多すぎても不都合が生じます。たとえば、ナトリウムを多く摂りすぎれば高血圧になるのはよく知られたことです。ミネラルは、ちょうどいいバランスに保つのが難しいのです。

ちなみに、認知症の患者さんのミネラルバランスには、**「銅が過剰で亜鉛が不足している」「脳内で鉄が過剰に蓄積している」「セレンが不足している」**という3つの傾向が見られるという報告がなされています。

自分のミネラルバランスを知るには、毛髪検査などの専門的な検査が必要です。しかし、この本で紹介する食べ方のルールを知っていれば、だんだんと理想的な状態に整っていきます。

POINT!

認知症の患者さんには、特定のビタミンやミネラルが不足していたり、過剰に蓄積していたりといった傾向がある。

正しい食べ方を自分で判断し、認知症を防ぐ！

私は、認知症を「炎症」「毒素」「栄養不足」という3つの原因で考えています。これらの原因は切り離して扱えるものではなく、それぞれが互いにリンクしています。たとえば、毒素によって炎症が起きたり、炎症を栄養素が抑えてくれたりしますよね。

食べ物の選び方や食べ方は一筋縄ではいかず、「○○をたくさん食べればいい」という単純なものではありません。

たとえば、たんぱく質の過剰摂取は肝臓や腎臓に負担をかけますが、かといってまったく食べないわけにもいきません。

たんぱく質に限らず、脂質も、ビタミンやミネラルも、摂りすぎると逆に体の負担になることがあります。なんでも適量を知っておくことが重要です。

認知症を防ぐ食べ方を実践するには、他人任せにしたり、世の中の風潮に乗せられたりすることなく、ここまでで紹介した認知症を招くしくみを理解して、「自分で判断する力」が求められます。大変そうに聞こえるかもしれませんが、見方を変えれば、これほどおもしろい作業はありません。あなたもこの本を活用し、認知症を予防する食べ方のエキスパートになりましょう。

POINT！

自分で正しい食べ方かどうかを判断するのは大変そうだけれど、おもしろい作業！

第2章

なるべく避けたい食材と対策について

この本で「NG食材」としているのは、認知症の予防・改善という観点でなるべく避けたいと著者が考えている食材のこと。「OK食材」とは、同様の観点で積極的に摂りたい食材のことです。また本書の内容は著者の見解であり、現在のエビデンスからの判断です。

NG食材 ❶

小麦製品
——おいしいけれど脳への不安も……

認知症を予防するために、遠ざけてほしい食品のトップが「小麦製品」です。

小麦というと、まずパンを思い浮かべる方が多いかもしれませんが、日本人の大好きな麺類も、お好み焼きなどのいわゆる「粉物」も、みんな小麦製品です。

そのほかにも、菓子類の多くに小麦が使われていますし、**加工肉、アイスクリーム、レトルト食品、調味料などにも、増粘剤、乳化剤といった添加物として小麦が配合されています。**

小麦製品が脳に良くない主な理由としては、以下の４点が挙げられます。

すでに第1章でも触れているものもありますが、復習の意味も込め、もう一度詳しく見ていきましょう。

小麦製品が脳に良くない理由

◆腸もれを起こす。
◆血糖値を上げる。
◆農薬や添加物の危険性がある。
◆中毒性がある。

腸に小さな穴が開く、腸もれ。腸の穴から、未消化の食べ物や、腸内細菌、病原体や毒素など、本来は体内に入ることのなかったものが通り抜けて体内に入ると、免疫系はそれらの異物を攻撃します。

そして炎症が起きます。

全身の炎症が認知症につながることは、すでに述べたとおりです(詳しくは40ページを参照)。小麦には「グルテン」というたんぱく質成分が含まれます。グルテンは体内で消化されにくいため、異物となって蓄積し、腸内環境を悪化させます。またグルテンを摂取すると、腸の粘膜細胞の結合を緩める物質が過剰分泌されます。そうして腸の粘膜が荒れるのも、腸もれの原因の1つです。

程度の差こそあれ、日本人の約7割以上に腸もれの兆候が見られるといわれています。

この原因は、小麦製品の多食傾向にあるのではないかと私は考えています。

次に、血糖値について。血糖値の上昇が認知症の重大なリスクだということも、第1章で解説済みです。

炭水化物はどれも血糖値を上昇させますが、とくに、砂糖がたっぷり入った菓子パンやドーナツ、真っ白い食パンなどの小麦製品は、血糖値を上げやすいことがわかっています。

小麦製品の、農薬や添加物の危険性も見過ごせません。

日本の小麦の自給率は約15％で、残りは輸入に頼っています。輸入先は、アメリカ、カナダ、オーストラリア、フランスなどですが、アメリカ産とカナダ産のほぼすべてから「グリホサート」という農薬（除草剤）が検出されています。グリホサートは、正常な腸内細菌を殺して腸内環境を悪化させたり、脳に酸化ダメージを与えたりすることがわかっています。また、殺虫剤の「ネオニコチノイド系農薬」も輸入小麦の多くから検出されるのですが、こちらは神経障害を引き起こしたり、脳機能を低下させたりします。

さらに輸入小麦には、「ポストハーベスト」といって、輸出先の国に届けるまでの間にカビが生えないよう、収穫後にも農薬が散布されています。恐ろしいことに、**ポストハーベスト農薬は、洗っても**

焼いても落とせません。

日本では「農薬が含まれていたとしても基準値以下なので安全である」と説明されていますが、少しでもおかしいものは体の中に入れないというのが正しい選択です。

この件について、国産小麦であっても注意が必要です。なぜなら、「国産小麦」と表示できるのは、50％が国産であればよいからです。

最後に、小麦製品の中毒性についてです。「中毒」というとお酒やタバコを思い浮かべる人が多いかと思いますが、グルテンの依存性も看過できません。パンや麺などの小麦製品を食べると幸福感が増し、さらに食べたくなるという人が多くいます。本人は「だっておいしいから」と軽く考えているのですが、実はグルテンのもたらす依存性の中毒に陥っているのです。

グルテンが分解されるときに「グリアドルフィン」という物質が作られます。小さなたんぱく質の破片なのですが、簡単に脳のバリアを突破して侵入します。そして脳内で、モルヒネのような中毒症状を示します。**またグリアドルフィンが脳に入ると、精神的な不安定さや神経障害が引き起こされるともいわれます。**グリアドルフィンは脳だけでなく全身でも作用します。その結果、便秘や排尿トラブル、眠気、吐き気などの消化器症状が現れることもあります。

小麦製品は認知症の大敵です。**とはいえ、認知症を遠ざけるには大きなストレスもNGで、麺類やパンの中毒になっている人が急に小麦断ちをするのは困難です。少しずつ減らしていきましょう。**

POINT！

小麦製品には中毒性があり、一度に完全に断つのはストレスに。少しずつ減らしていく姿勢が大事。

NG食材 ❷

トランス脂肪酸

――「脳に悪い油」の代表格

脳は水分を除くと、その6割が脂質、4割がたんぱく質でできています。脳を守るために脂質をしっかり摂ることはとても大事です。

ただ、そこには「良い油」という条件がつきます。油は本当にピンキリで、良い油と悪い油には大きな隔たりがあります。

悪い油の代表が、マーガリンやショートニングなどの多くに含まれる「トランス脂肪酸」です。

トランス脂肪酸の危険性はずいぶん理解されるようになり、「心疾患のリスクが高まる」程度の認識は、かなり多くの人が持っているのではないでしょうか。トランス脂肪酸は体に溜まりやすく、血液をドロドロにして動脈硬化を引き起こします。動脈硬化が進行すれば、心疾患のリスクが高まります。

しかし、それだけではなく、トランス脂肪酸は脳にも深刻な害をもたらします。たとえば以下のような問題が挙げられます。

トランス脂肪酸が脳に及ぼす害

- **腸にダメージを与え、腸もれを引き起こす。腸もれは全身の炎症を促し、炎症は認知症の原因となる。**
- **認知症発症につながる悪玉コレステロールを増やし、逆に、認知症リスクを低下させる善玉コレステロールを減らす。**
- **トランス脂肪酸が脳神経の構成材料として使われると神経伝達細胞が変形し、本来の働きができなくなる。**
- **脳のバリア機能が低下し、アミロイドβが溜まりやすくなる。**

2019年のアメリカ神経学会誌では、トランス脂肪酸の血中濃度が高い人は低い人に比べて認知症を発症するリスクが高まる可能性があるという発表がなされています。

トランス脂肪酸に、規制を設けている国もあります。アメリカでは、2015年にアメリカ食品医薬品局（FDA）が、トランス脂肪酸が心疾患に大きく関係すると認めました。2018年6月から、トランス脂肪酸の食品への添加は原則禁止になっています。

またデンマークは、アメリカよりも早くからトランス脂肪酸の食品への添加を禁止しています。その結果、規制前よりも心臓発作の件数が減ったという報告がなされました。

日本では、以前は「マーガリンは植物性だから、動物性のバターよりも健康にいい」という考え方が一般的でしたが、今では多くの人が、その間違いに気づいています。

しかし日本には、トランス脂肪酸に関する規制がありません。その理由は「日本人は欧米人に比べてトランス脂肪酸の摂取量が低く、人体に影響がないレベルだから」だそうです。消費者庁は食品業者などに、トランス脂肪酸に関する情報を自主的に開示するよう働きかけています。一応、体に悪いものだという認識はあるのでしょう。

ですが、同庁の報告書によれば、トランス脂肪酸を含有する商品があるという食品製造業者のうち、低減に取り組む業者はたった33・9％。情報開示を行う業者はわずか14・3％にとどまります。

なお、トランス脂肪酸には、人工のものと天然のものがあります。天然のトランス脂肪酸は、牛乳やヨーグルトなどの乳製品、牛肉、羊肉に含まれ、こちらは健康への影響は少ないと考えられています。問題があるのは、人工のトランス脂肪酸です。

人工的なトランス脂肪酸は主に、油を高温で加熱したとき、あるいは植物油を固めるための水素添加をしたときに発生します。
安価なサラダ油など、効率よく大量生産された油は、その生産過程で、高温に加熱されていることがあります。また、本来なら液体のはずの植物油を固めているマーガリンやショートニングも、トランス脂肪酸だらけです。

私がおすすめする油は、大量生産ではない、ある程度の価格のオリーブオイル、ココナッツオイル、低温圧搾法で搾った国産の米油、ひまわり油、アボカドオイルです。

POINT！

生産過程で高温に加熱された安い油や、固形の植物油は危ない。ある程度の価格のオリーブオイルに置き換えるのがおすすめ。

トランス脂肪酸を多く含む注意食材TOP10

1	マーガリン
2	サラダ油
3	ショートニング
4	ホイップクリーム
5	コーヒーフレッシュ
6	ケーキミックス
7	インスタント食品
8	冷凍食品
9	ポテトチップス、コロッケなど揚げ物全般
10	洋菓子

トランス脂肪酸を多く含む食材の中でもとくに注意したいものを順に挙げた。どれも工夫次第で別の食材に代用できるものばかり。脳の60%は脂質でできており、どんな脂質を摂取するかは、脳の健康に直結する。

※参考 内閣府食品安全委員会「ファクトシート」(トランス脂肪酸)2010/12/16
https://www.fsc.go.jp/sonota/factsheets/54kai-factsheets-trans.pdf

NG食材 ❸

牛乳

——認知症を防ぐには「毎日飲もう」は間違い

「健康のために牛乳を毎日飲んでいる」という人は多いでしょう。

たしかに牛乳は、子牛が育つために必要な栄養が豊富です。

しかし、認知症予防の観点では、牛乳を毎日飲むのは控えたほうがよく、牛乳の脂肪分を集めたバターや生クリーム、たんぱく質を集めたチーズ、たんぱく質を発酵させたヨーグルト……そうした乳製品類も、同じく避けるほうがいい食材です。

栄養学に関する科学誌の『Nutrients』では、**中年期の牛乳摂取量が多いと認知機能低下につながる、という報告もあります。**

牛乳には、大きく４つの問題が潜んでいます。

牛乳が脳に良くない理由

◆牛乳に含まれるたんぱく質が良くない。
◆牛乳に含まれる糖質が良くない。
◆牛乳に含まれる脂肪分が良くない。
◆牛の餌が良くない。

牛乳はたんぱく質が豊富ですが、その約8割を占めるのが「カゼイン」という成分です。

カゼインは乳製品アレルギーの主な原因物質です。アレルギー反応は炎症反応の一種ですから、脳のアミロイドβの蓄積を促します。

また、カゼインは大量に摂ると消化不良を引き起こします。消化不良で腸に炎症が起きれば、腸もれにつながります。

さらに、栄養科学分野の医学誌『Nutrition Journal』では、カゼイ

ンが不完全に分解されたときに発生する「カソモルフィン」という物質が、腸から血中に入って脳のバリアを通過して、神経障害を引き起こしたり、認知処理速度を遅くしたりするという報告もあります。

なおカソモルフィンには、小麦と同様に、中毒性があります。カフェラテなどの乳製品が欠かせないという人は、中毒の可能性があります。

次に、牛乳の糖質の問題について見てみましょう。

牛乳には「乳糖」という糖質が、5％程度含まれています。乳糖を分解するには「ラクターゼ」という消化酵素が必要なのですが、日本人の成人の約8割はこのラクターゼが少ないか、あるいは働きが弱いです。つまり、日本人のほとんどが、乳糖をうまく消化できていないということです。

牛乳を飲むとお腹がゴロゴロ鳴ったり、膨満感が生じたり、下痢をしたりするのは、乳糖が消化できていないからです。消化不良は腸の負担となり、腸もれにつながります。

それから牛乳の脂肪についても触れましょう。

牛乳には動物性脂肪が含まれます。その含有量はほんの3・8％程度ですが、私たちが動物性脂肪を摂るのは、牛乳からだけではありません。

動物性脂肪の摂りすぎは悪玉コレステロール値の上昇や動脈硬化の原因となり、それらは認知症のリスクにつながります。

日本と比べて牛乳の摂取量の多い欧米諸国などでは、悪玉コレステロール増加や動脈硬化を予防する観点で、低脂肪乳が推奨されている国もあります。

最後に、私が看過してはいけないと思っている重大な問題点として、牛の餌についてお話しします。

日本の一般的な酪農では、サイレージ（とうもろこしや牧草などを発酵させたもの）や、濃厚飼料と呼ばれる栄養バランスを考えた餌が、牛に与えられています。このような餌は、牛に乳をたくさん出させることができるのですが、逆に、乳の質を落としている可能性があります。

たとえば、サイレージや濃厚飼料に含まれている餌はどこから輸入されたのでしょうか。そこには、農薬や遺伝子組み換えの問題がつきまといます。農薬と認知症の関連はすでに述べたとおりです（詳しくは81ページを参照）。

遺伝子組み換え食品と認知症の関連についてはまだ多くはわかっていません。しかし、安全性が確認されているとはいえない状況なのはたしかです。

認知症予防には、牛乳よりも有機無調整豆乳がおすすめです。しかし「健康面の問題はさておき、牛乳が好き。嗜好品として飲みたい」という人もいるでしょう。それであれば、選び方を知っておきましょう。普通の牛乳よりも脳への悪影響を防げると考えられるのは、消化しやすいカゼインを多く含む「A2ミルク」（残念ながら、日本で流通する牛乳のほとんどは「A1ミルク」です）。消化吸収がゆっくりで腸に優しい「ノンホモ牛乳」。そして牧草のみを食べて育った牛の「グラスフェッドミルク」です。

ただし、どんな牛乳であっても動物性脂肪を含むのは同じです。1日に飲むのは、多くてもコップ1杯（200ミリリットル）までとしましょう。

POINT！

牛乳はたんぱく質、糖質、脂質のすべてに問題がある。牛乳よりも有機無調整豆乳がいい。

NG食材 ❹

揚げ物
——ポテトチップスはとくに避けたい

認知症のリスクを上げる有害物質「ＡＧＥｓ」は、糖質の多い食べ物をたくさん摂れば、体内でどんどん生成されます（詳しくは43ページを参照）。

また、体内で作られるだけでなく、口にする食べ物にもＡＧＥｓは含まれます。ＡＧＥｓは、糖とたんぱく質と熱があれば生成できるのですが、熱が高ければ高いほど、そして調理時間が長いほど、ＡＧＥｓの生成力が強くなります。

たとえば、揚げ物、オーブン料理、焼き物などは、ＡＧＥｓを多く含有します。

少しでもＡＧＥｓの発生を抑えるための工夫として、揚げる食材の下処理は有効です。あらかじめ茹でたり蒸したりして食材に熱を通しておけば、揚げる時間を短縮できます。

下処理した食材や、生で食べられる食材を高温でさっと揚げる天ぷらは、生の状態の肉を揚げた唐揚げや豚カツなどに比べると、ＡＧＥｓが発生しにくいといえます。

また、ＡＧＥｓの発生を抑える食材と組み合わせるのもいいでしょう。**レモンはその代表で、たとえば唐揚げの下味をつける際にレモン汁を混ぜて揉み込んでおけば、ＡＧＥｓの発生を約40％も抑えられたという実験結果もあります。**あるいは、揚げ物にレモンを絞るのも、ある程度のＡＧＥｓの吸収を抑えられます。

ところで、ＡＧＥｓの一種「アクリルアミド」は最悪の有害物質で、アクリルアミドを大量に摂取すると、神経障害が引き起こされることがわかっています。

もともとアクリルアミドとは工業用途として使われる化学物質で、たとえば段ボールに強度を持たせる紙力増強剤や、水をきれいにする水処理剤、化粧品などに広く用いられていましたが、発がん性が疑われていました。

２０００年頃、そのアクリルアミドが、ジャガイモや穀類を加熱処理した食品に含まれているとスウェーデン食品庁とストックホルム大学が指摘すると、世界中から大きな関心が集まりました。


アクリルアミドは、炭水化物を多く含む食材を１２０度以上の高温で加熱調理すると発生する可能性があります。

ポテトチップス、フライドポテト、コロッケなどのジャガイモを揚げた食品。クッキー、ビスケット、シリアル類などの穀類を原材料とした焼き菓子。これらに高濃度のアクリルアミドが含まれていることは、すでに論文にて報告されています。

市販の加工食品だけではありません。**農林水産省のホームページでは、家庭でトーストしたパンや、手作りの焼き菓子などにもアクリルアミドが含まれると警鐘を鳴らしています。**

もちろん、アクリルアミドを含む食品を食べて、すぐに神経障害が現れるわけではありません。しかし、リスクはできるだけ回避するのが大事です。

本項で挙がった食品は、できるだけ口にしないほうが、脳を守れるのでないかと考えます。

POINT!

炭水化物の揚げ物は控えるのがベター。レモンをかけると多少の害は減らせる。

NG食材 ❺

加工肉

――発色剤の脳への影響が心配

加工肉とは、ハムやベーコン、ソーセージ、成型肉、コンビーフなど、肉を加工して作られた製品全般を指します。

加工肉には、砂糖、トランス脂肪酸、各種添加物……とさまざまな物質が用いられ、どの物質による健康への害が最も重大なのか、ハッキリとは言い切れません。しかし、たとえばアメリカ臨床栄養学会誌の論文など、**加工肉を食べ続けると認知症の発症リスクが上がるとの疫学研究は多くあります。**

とくに、たいていの加工肉に含まれる「発色剤」の影響は、私も気になっています。発色剤は、肉の赤みを鮮やかに見せる添加物です。細菌の増殖を抑え、風味を出すなども発色剤の役目です。

しかし、前述のアメリカ臨床栄養学会誌をはじめ、発色剤が脳の機能を損傷するとの報告は少なくないのです。**近年では、ハーバード大学医学大学院の医師が、発色剤が腸内に及ぼす悪影響や（腸に影響があるとは、イコール脳に影響があるということです）、うつとの関連を示唆していました。**

発色剤としてよく使われるのは「亜硝酸ナトリウム」です。亜硝酸ナトリウムは毒性が強く、その発がん性についてはすでに50年ほど前から研究されており、因果関係があるという論文と、ないとする論文が両方存在しています。ＷＨＯ（世界保健機関）は「加工肉には発がん性がある」と分類し、注意を促しています。

がんになると、治療を進める中では体にメスを入れたり、麻酔を使ったりします。そうした治療が原因となって、認知機能が低下することは少なくありません。がんの予防は、認知症の発症や進行を防ぐことにもなると考えられます。

なお、亜硝酸ナトリウムは、ハムやソーセージなどの加工肉だけでなく、いくらやたらこなどの魚卵にもよく使われます。これらを購入する際は、成分表示をしっかり見て選びましょう。

加工肉が食べたいときは、「無塩せき」と表記されている、発色剤を使用していない製品を選びましょう。ピンク色のハムやソーセージ類を「おいしそう」と感じるのは間違いで、本来であれば、ボイルした肉は白っぽくなるはずです。

POINT！

ハムやソーセージは「無塩せき」と書かれた発色剤不使用のものを選ぶ。

NG食材 ❻

マグロ

——認知症を招く毒、水銀に用心

日本は、1人あたりの食用水産物の消費量が世界でもトップクラスです。魚介類にはDHAやEPAが豊富です。しかし大型の魚介類（クジラを含む）には食物連鎖の影響で水銀が蓄積されやすく、注意が必要です。水銀は、認知症を進行させる代表的な毒素で、日本人の水銀摂取の80％以上が魚介類由来といわれています。

大型の魚介類とは具体的には、クロマグロ（本マグロ）、ミナミマグロ（インドマグロ）、メバチマグロ、メカジキ、マカジキ、クロカジキなどのマグロ類やカジキ類。それからサメ類やクジラ類です。**水銀は脂に蓄積しやすいので、とくにトロの寿司や刺身は、せめて1か月に1度くらいにとどめたいと考えます。**

マグロは避けるべきだとお伝えすると、「ツナ缶もダメですか?」という質問がよく出ます。**ツナ缶の魚は、主にキハダマグロ、ビンナガマグロ、カツオです。これらは水銀が少ないので、ツナ缶はOK食材です。**オイルを使っていない水煮タイプがおすすめです。

数年前からマグロの完全養殖が可能になりました。養殖なら、餌の管理ができるため、天然ものより水銀が少ないです。

水銀量を減らす研究も進みつつあるので、それを楽しみに、今はマグロはほどほどにしておきましょう。

POINT!

マグロのトロの寿司や刺身は月1が目安。マグロはマグロでも、ツナ缶はOK食材。

NG食材 ❼

ひじき

――ヒ素含有量が気になる海藻

基本的に海藻類は、健康にいい食材として推奨されます。ただし、ひじきだけは例外と考えてください。

そもそも、海藻類を食べるメリットは、「アルギン酸」「フコイダン」「カルシウム」「ヨウ素」を摂取できることにあります。アルギン酸はナトリウムの体内吸収を抑制し、高血圧を予防します。また、体内に蓄積した金属毒の解毒作用も期待できます。フコイダンには免疫強化、抗がん作用、抗炎症作用などがあります。

しかしひじきにはデメリットもあります。実はひじきには「無機ヒ素」が多く含まれるのです。欧米では、無機ヒ素の健康への影響を懸念し、ひじきの摂取を制限している国も複数あります。

無機ヒ素は認知症発症への関与を大きく疑われています。**生化学分野の学術誌『Biochemistry』では、無機ヒ素は脳で炎症を起こし、アミロイドβを形成し、活性酸素を発生させると報告されています。**

無機ヒ素は、海苔や昆布などの海藻類や魚介類全般に含まれる成分ですが、ひじきの含有量は見過ごせません（農林水産省のデータによれば、ひじきの無機ヒ素含有量は、海苔や昆布の300〜400倍となっています）。ひじきを食べる際は、必ず茹でこぼしをしてから調整してください。約9割の無機ヒ素を落とせます。

POINT！

ひじきの無機ヒ素含有量は高い。調理の最初に必ず茹でこぼすこと。

NG食材 ❽

高GI・GL値食品

――血糖値を上げてはいけない

高血糖は認知症の大敵です。血糖値とは血液中のブドウ糖濃度のことで、糖質を食べると上がります。空腹時であればなおさらです。

ただ、一口に糖質といっても、血糖値の上がり方には違いがあります。たとえば、玄米は精製された白米よりも食物繊維が多く含まれるために、血糖値の上がり方も緩やかになります。

そうした、食べ物と食後血糖値の関係を数値化したものが「GI値」（Glycemic Index）です。

GI値は、食品に含まれる炭水化物50グラムを食べたときの血糖値の上がり方を示します。ただしこの数値は、実際に食べる現実的な量を反映していません。炭水化物50グラムを摂るには、白米だと135グラム（茶碗1杯弱）ほどですが、スイカなら500グラム（およそ1玉）も食べないといけません。

最近では「GL値」（Glycemic Load）といって、食品の一般的な1食分の摂取量に対しての血糖値の上がり方を示した値に注目する人も増えています。

GL値は、食品の標準摂取量に含まれる炭水化物の量（グラム）×その食品のGI値÷100で求められます。

POINT！

血糖値の上昇を防ぐためにGL値を知っておくと便利。

主な糖質食材のGL値

高GL値（20以上）	中華めん（生1玉 130g）	43
	白米（1膳 150g）	41
	餅（切り餅2個 100g）	41
	インスタントラーメン（1袋 85g）	40
	玄米（1膳 150g）	34
	パスタ（1食分 180g）	32
	うどん（ゆで1玉 250g）	32
	そば（ゆで1玉 170g）	24
	食パン（6枚切1枚 60g）	24
	ベーグル（1個 85g）	23
	サツマイモ（ゆで1食 150g）	22
	ジャガイモ（ゆで1食 150g）	20
中GL値（11〜19）	クロワッサン（1個 57g）	17
	ジャガイモ（揚げ1食 150g）	16
	トウモロコシ（1食 180g）	15
	オートミール（1食 44g）	14
	フランスパン（1切 30g）	13
低GL値（10以下）	全粒ライ麦パン（1切 30g）	9
	黒パン（1切 32g）	8
	かぼちゃ（1食 80g）	6
	にんじん（1食 80g）	2

主な食材のGL値を知っておくことは血糖値の急上昇を防ぐのに役立つ。食パンよりもライ麦パン、白米より玄米、ラーメンよりもそば……といった判断材料に。高GL値の食品を摂るときは量を減らすなどの心がけも大切。※著者調べ

NG食材 ❾

甘すぎる果物

——果物の良し悪しの見分け方

「ビタミン豊富な果物を、積極的に食べている」という人は多いでしょう。でも、その習慣は見直したほうがいいかもしれません。果物は健康に良いのか悪いのか。この問題はあちこちで議論されていますが、未だに決着がつきません。

認知症予防の観点からは、私はあまりおすすめしません。とくに甘みが強い果物は、避けるほうが良いと考えます。

果物の糖質は、「果糖」が大半を占めます。果糖はブドウ糖ではないので、直接は血糖値を上げません。そのため、「果物の甘さは体に悪くない」という人もいます。

ただ最近では、果糖も健康を害するという論調も増えています。

果糖はブドウ糖と似たような見た目をしていますが、ブドウ糖と違ってそのまま利用されることはほとんどありません。利用できるブドウ糖の形に変える「糖新生」というプロセスが必要で、その作業は、肝臓が引き受けています。要は、果糖を多く摂ると、肝臓に負担をかけることになるのです。

また誤解のないようにお伝えしておきますと、果物にはブドウ糖も含まれています。果物を食べれば血糖値は上がります。

一方で、果物はビタミンやポリフェノールが豊富で、この点は認知症を防ぐのにプラスです。食べるなら、ベリー類や柑橘類など、酸味が強めで甘すぎない果物を中心に取り入れるのがいいでしょう。

果物のOK、NGの見極めには、先ほどご紹介した「GI値」の知識が役に立ちます。

以下にGI値50より高いか低いかを基準として、避けたい果物と、摂ってもよい果物を分類しました（果物名の後ろの数字はGI値）。

主な果物のGI値

◆**NG果物（GI値が50以上）**

スイカ（72）、パイナップル（66）、キウイ（58）、バナナ（55）、柿（50）、ブドウ（50）

◆**OK果物（GI値が50未満）**

ラズベリー（21）、グレープフルーツ（25）、桃（28）、プルーン（29）、ブルーベリー（34）、リンゴ（36）、イチゴ（37）、オレンジ（39）

果物は熟れるほど糖度が増し、GI値も上昇します。その点で、バナナについては評価が分かれるかもしれません。右は一般的なバナナの値

ですが、熟れたバナナのGI値はもっと高いです。逆に、青味がかった状態のバナナを野菜感覚で食べる場合は、もっとGI値が抑えられます。最近、スーパーでも「グリーンバナナ」を見かけることが増えました。加熱して食べるバナナで、炒めたり蒸したりして、おやつやデザートでなくおかずに使います。甘みが少なく、栗やジャガイモにどこか似ています。GI値は30程度です。

「果物はビタミン豊富だからなんでも体にいい」ではなく、認知症を防ぐなら、血糖値を上げにくい果物を選びましょう。

POINT！

血糖値を上げやすいパイナップルやバナナより ベリー類や柑橘類が◎。

NG食材⑩

酒類

——飲めば飲むほど、脳が萎縮する

お酒好きの人はよく「酒は百薬の長」と言います。たしかに少量のアルコールは、血流を改善し、健康にいい影響をもたらします。しかし、認知症を予防したいならお酒は避けるほうが良さそうです。お酒を飲むと酔います。酔っている状態とは、脳が麻痺している状態。酔って記憶がなくなるのは、海馬がアルコールによって麻痺するからです。こうした状態が繰り返されると、認知症につながります。ストレスを発散するため、記憶がなくなるまで飲んでしまうという人は、できればお酒以外の発散法に切り替えましょう。

厚生労働省も「飲酒量が増えるほど、脳は萎縮する」と述べています。

どうしても飲みたいという人も、週2～3回程度にしてみてはいかがでしょうか（完全に断酒するよりは現実的ですよね）。**なお、断酒を続ければ、萎縮が改善することもわかっています。**

私がアルコールの中でまだ良い方だと思うのは、有機無農薬栽培のブドウから作られた無糖の赤ワインです。**赤ワインには「レスベラトロール」というポリフェノールが含まれており、アミロイドβを減らす効果が報告されています。**ただ、レスベラトロールによるメリットを考えたとしても、デメリットのほうが大きいと考えます。

POINT！

完全な断酒は難しくとも、せめて週2～3回にとどめたい。

NG食材⑪

人工甘味料
――実は普通の砂糖よりも危険

「甘いけれどカロリーゼロ」を売り物にしている清涼飲料水やお菓子は、スーパーやコンビニにたくさん並んでいます。その甘みの正体は人工甘味料です。

人口甘味料を愛用する人は、「そのほうがいいことがある」と思うから使うのでしょう。しかし、それは大きな間違いです。現在のところ、人工甘味料が糖尿病予防になる、体脂肪を減らす、生活習慣病予防になる……といった結果は出ておらず、むしろ人工甘味料は健康を害し、認知症のリスクを上げるのです。

その理由は大きく3つ挙げられます。

人工甘味料が脳に良くない3つの理由

- **糖尿病を招く。**
- **腸内細菌叢を乱す。**
- **グルタチオンを枯渇させる。**

まず糖尿病は、認知症の大きなリスクの1つでしたよね。「健康診断で血糖値が高めだと指摘されたから、砂糖を控えて人工甘味料を使っていた」という人はたくさんいるはずです。そのような人からすれば、糖尿病を悪化させるといわれてもにわかに信じられないのではないでしょうか。

たしかに砂糖と違って、人工甘味料そのものは血糖値を上げません。これは事実です。**しかし、糖尿病になる前から人工甘味料入りの清涼飲料水を週240ミリリットル以上飲む人は、飲まない人と比べ、**

糖尿病リスクが1・7倍になるとの研究報告があるのです。

健康に良かれと人工甘味料入りのものを飲んでいる人は、逆に糖尿病になりやすいということです。

人工甘味料は砂糖よりも何百倍も甘いので、甘みに対して感覚が麻痺し、より多くの糖質を欲するようになるのかもしれません。あるいは、人工甘味料を摂ることで脳は甘い物を食べていると感じているのに、実際には血糖値が上がらないから、脳がもっと糖質を摂るように指令を出してしまうのかもしれません。

次に、腸内環境についてです。人工甘味料と腸内細菌の関係については、2022年に発表されたイスラエルの研究チームの論文が有名です。この論文では、人工甘味料の代表格であるスクラロースとサッカリンが、腸内細菌の組成に悪影響を与えることが示されました。それによると、**人工甘味料は人間にとってはゼロカロリーでも、ある種の腸内細菌にとっては栄養となり、その腸内細菌だけを増やすと**

いうのです。

一部の腸内細菌だけが増えれば、腸内細菌のバランスが崩れ、腸の炎症につながります。

最後に、グルタチオンが枯渇する問題についてです。グルタチオンは、私たちの体のどの細胞にも存在する抗酸化物質であるとともに、解毒剤です。体じゅうの活性酸素を除去し、酸化ストレスを軽減し、脳の神経細胞へのダメージを防いでくれています。人工甘味料の摂取は、このグルタチオンを減少させてしまうのです。

POINT！

人工甘味料で血糖値は上がらないが、より多くの糖質を欲してしまう恐れがある。

NG食材 ⑫

果糖ブドウ糖液糖

――液状の糖質は良くない

果糖ブドウ糖液糖とは、その名のとおり果糖とブドウ糖が含まれた液体の甘味料です。ジュースやアイスクリーム、調味料やレトルト食品をはじめ、多くの食品に使われています。

認知症を遠ざけたいなら、コンビニやスーパーで商品を買うときには、必ずその成分表示を見てください。そして、もし「果糖ブドウ糖液糖」という文字を見つけたなら、そっと棚に返してください。この習慣をいざ実践してみると、手に取った食品を棚に返す場面の多さに驚くでしょう。

果糖ブドウ糖液糖がＮＧである理由は、大きく3つあります。

果糖ブドウ糖液糖が良くない理由

◆ブドウ糖によって血糖値が急上昇する。
◆果糖が肝臓に負担をかける。
◆残留農薬の心配がある。

まず血糖値について。お米などの固体の糖質の消化には、ある程度の時間がかかります。しかし、果糖ブドウ糖液糖は液体です。液体の糖質は消化に時間がかからないので、一気に血糖値が上がります。血糖値が急激に上下するのは、「血糖値スパイク」と呼ばれ、糖尿病を招く危険な現象です。

次に、果糖には肝臓の負担となる性質があります。果糖は、ブドウ糖のように血糖値を上げません。しかし、肝臓でブドウ糖に変換される際に肝臓の働きを必要とするため、肝臓を疲弊させます。肝臓が悪くなると、高血糖のリスクも増します。

実際、慢性肝炎の患者さんの中で血糖が正常なのは、2人に1人だけです。

さらに果糖ブドウ糖液糖は、原料がトウモロコシやジャガイモで、それらの多くは輸入農作物です。**輸入トウモロコシで作られた高果糖コーンシロップ（HFCS）から農薬が検出されたときには、大きな話題となりました。**

POINT！

果糖ブドウ糖液糖を避けるには、自分で食品表示を見るしかない。

第3章

毎日食べたい食材の食べ方と選び方

この本で「NG食材」としているのは、認知症の予防・改善という観点でなるべく避けたいと著者が考えている食材のこと。「OK食材」とは、同様の観点で積極的に摂りたい食材のことです。また本書の内容は著者の見解であり、現在のエビデンスからの判断です。

OK食材 1

水

――摂りたい食材の筆頭格だが不足しがち

水は、認知症予防のために積極的に摂ってほしいものの筆頭格です。「水なんて、誰でも飲んでいるじゃない？」「水くらいで、認知症に本当に効果があるの？」と不思議に思われたでしょうか。

でも、水のじゅうぶんな摂取が、認知症に有効だというのは事実です。**認知症の患者さんに意識的に水を飲んでもらったら、顔つきが変わった、言葉がハッキリしてきた、夜の徘徊や暴力・暴言のような症状が改善したということは、私の相談者さんたちからも頻繁に報告されています。**

実際に『Nutrients』という栄養学系のジャーナルでも、アルツハイマー型か脳血管性かを問わず、認知症の患者さんは健常者に比べて脱水状態になっている割合が高いことが報告されています。

私たちの体の60％は水分でできています。たとえば、体重50キログラムの人は30キログラム、つまり30リットルの水が体の中にあるということ。その水分のうちの約6割が細胞の中、約4割が血液や細胞外液として存在しています。

人は年齢を重ねると、体内に蓄えられる水分量が減ります。そのうえ、喉の渇きを感じにくくなったり、トイレに行くのが億劫だからと水分を控えたりしていると、脱水を起こしやすくなります。

認知症が心配ならば、いつも水をじゅうぶんに摂って、水分不足に陥らないよう注意が必要です。**水はこまめに飲んでいる分には、基本的に「摂りすぎ」になることはありません。**

では、具体的にはどのくらい飲めばじゅうぶんなのでしょうか。

私たちの体からは1日に、排泄、呼吸や汗などによって、約2・5リットルの水分が出ていきます。

それに対して、食事から摂れる水分はせいぜい1リットルほどです。体内で作られる水（代謝水）が0・3リットルほどなので、残り1・2リットルは飲み物から摂る必要があります。

それよりも少し多めの1日1・5リットルを目標に、水を飲むようにしてみましょう。

少しずつ飲むのがコツです。一気に飲んでも、ほとんどが尿になって排出されてしまいます。

人が一度に吸収できる水分量は、せいぜい200ミリリットルほど。一般的な湯呑みは、7～8割注いで100ミリリットルほどですので、「湯呑みに軽く2杯」が1回に飲む量の目安。これを1日8回（起きている間は2時間に1回ペース）で飲むのが理想です。

1日の水分摂取量は、排出量を上回る量が目標

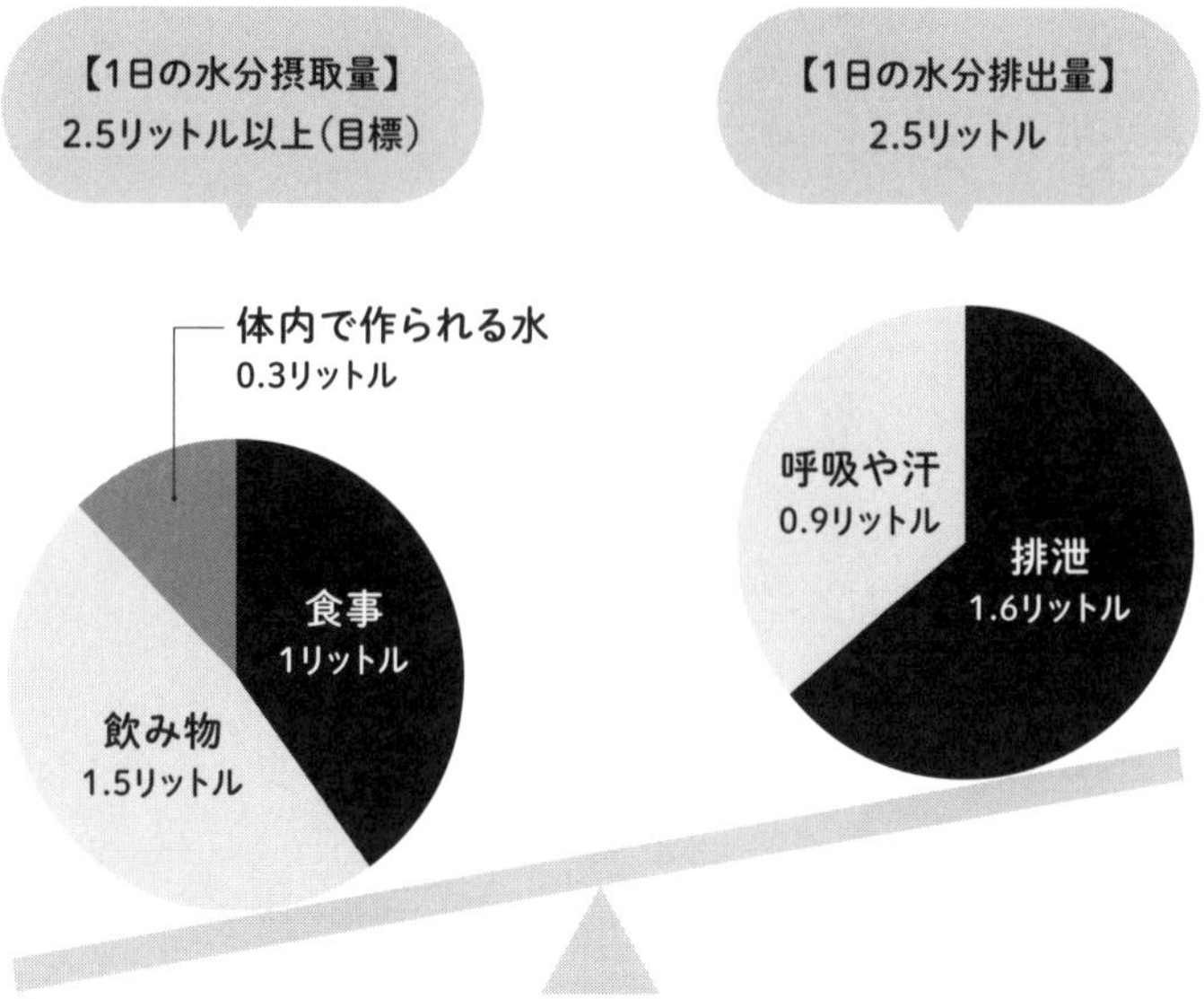

体内の水分がたった1～2%減るだけで、認知機能に影響があるとの報告も。なにもしなくても、私たちの体からは1日2.5リットルもの水分が排出される。喉が渇いていなくても、水をこまめに飲む習慣を。

※参考 厚生労働省「『健康のため水を飲もう』推進運動」
https://www.mhlw.go.jp/stf/seisakunitsuite/bunya/topics/bukyoku/kenkou/suido/nomou/index.html

あまりに大量の水を一気に飲むのは危険で、「水中毒」を起こす可能性があります。水中毒を起こすと、低ナトリウム血症に陥り、めまい、頭痛、吐き気などに襲われます。

体内の水分の主な役割は左のとおりです。

体内の水分の主な役割

- ◆ **体温を保つ。**
- ◆ **体中の細胞の働きを支える。**
- ◆ **栄養分や老廃物を血液中に溶かして運ぶ。**

脳内に蓄積して認知症に導くあの老廃物、アミロイドβを洗い流すのも水分の大事な役割です。水分が足りていなければ、アミロイドβ

も溜まりやすくなります。

驚くべきことに、体内の水分が1〜2％減るだけで、認知機能の低下につながるということもわかっています。体重50キログラムの人なら、1〜2％とは300〜600ミリリットル。**ペットボトル1本前後の水が不足するだけで、脳の機能に支障が出るのです。**

運動をしたりして、普段よりも余計に汗をかいたときは、さらに多めの水分補給が必要です。汗には塩分が含まれるので、汗をかいたときは塩水がおすすめ。濃度は0・2％（水500ミリリットルに塩1グラム）が目安です。

水分補給には水が一番です。あるいは緑茶を水代わりにしてもいいですが、カフェインが含まれるので飲み方には少し注意が必要です（詳しくは164ページを参照）。清涼飲料水やジュース、スポーツドリンクなど、甘み成分が入っているものはNGです。

経口補水液もやめておきましょう。けっこうな量の塩分や糖分が含まれるからです。**経口補水液を摂っていいのは、熱中症、発熱、下痢や嘔吐があるときなどの緊急時のみです。**

水道水を飲む場合は、塩素や水道管のサビが心配ですので、いったん沸騰させるか、浄水してから飲むのがベターです。市販のミネラルウォーターを飲む場合は、国産でも外国産でも自分の好みのものを選べばＯＫです。

水は毎日たっぷり飲むもの。おいしく飲めて、経済的に負担にならないものを選びましょう。

POINT！

水分をじゅうぶんに摂るには「湯呑みに軽く2杯」を2時間おきに。

OK食材 ❷

ブロッコリー
――イソチオシアネートはすごい

野菜の中でも、とくに積極的に摂っていただきたいのが「アブラナ科」の野菜です。

アブラナ科の野菜にはビタミン類がたっぷりで、また、「ファイトケミカル」と呼ばれる植物性化学物質の一種の「イソチオシアネート」という成分が多く含まれているのもポイントです。

アブラナ科の野菜には、認知症予防に欠かせない「抗炎症力」「解毒力」「抗酸化力」という3つの力が備わっています。

それぞれ、詳しく見ていきましょう。

まず抗炎症力についてです。

炎症が認知症の主な原因であることは第1章で述べたとおりですが、アブラナ科の野菜の成分は、不要な炎症を抑える力に優れます。

たとえば葉酸（ビタミンB_9）などのビタミンB群は、「ホモシステイン」（詳しくは56ページを参照）の上昇を抑えるほか、**脳の神経細胞に働きかけて記憶力や思考力の低下を防ぎます。**

またイソチオシアネートも、抗炎症力に優れた成分です。

次に解毒力について。私たちは、大量の「毒」に囲まれています。それでもすぐに死ぬことがないのは、その毒を処理し外に出す解毒力が備わっているからです。

この解毒の作業のほとんどを、肝臓がこなしています。その具体的プロセスとしては、まず毒を「包み込んで」、肝臓の外に引っ張り出し、それから排泄しているのですが、この「包み込む」ための酵素を呼び寄せるのも、イソチオシアネートなのです。

最後に抗酸化力についてです。

認知症予防において酸化を防ぐべき理由は、このあと第3章のベリー類の項で詳しく説明しているのですが、アブラナ科の野菜は抗酸化力も抜群です。

ビタミンA、C、Eは抗酸化力に優れた代表的な成分ですが、アブラナ科の野菜の中でも、ブロッコリーのビタミンC含有量はトップクラスです。

さらに、イソチオシアネートの抗酸化力も見逃せません。

アブラナ科の野菜のパワーをじゅうぶんに引き出すためのちょっとした調理のコツがあります。それは「細かめに刻む」ということです。

実は、イソチオシアネートは、アブラナ科の野菜にそのままの形で存在するわけではありません。それぞれの野菜の中では、「グルコシノレート」と呼ばれる、イソチオシアネートになる前の状態で存在しています。

それが野菜を刻むと、グルコシノレートが「ミロシナーゼ」という酵素の力でイソチオシアネートに変わります。

つまり、野菜を切り刻んで初めて、イソチオシアネートが生まれるのです。**切り刻んだらすぐに加熱せず、15分ほど置いてから加熱するのがおすすめです。**

また加熱の際は、低温で蒸す、軽く茹でる、中火で炒めるなど、高熱になり過ぎないようにしましょう。


ここまで読んで、「抗炎症、解毒、抗酸化の3つの効果に優れたアブラナ科の野菜を食べなければ！」「イソチオシアネートを摂取しなければ！」と思った人は多いのではないでしょうか。

アブラナ科の主な野菜は左のとおりさまざまですが、その中でもとくにおすすめなのはブロッコリーです。

ブロッコリーにはイソチオシアネート類の「スルフォラファン」

「抗炎症、解毒、抗酸化」に優れたアブラナ科の野菜

ブロッコリー
キャベツ
カリフラワー
ロマネスコ
ケール
カブ
パクチー
ルッコラ
ブロッコリースプラウト
だいこん
わさび
クレソン
小松菜
水菜
ちんげん菜

※著者調べ

葉物野菜は、色が濃くてみずみずしいものを選ぶこと。調理の際には茹でこぼし（アブラナ科の野菜は土壌の有害物質を吸いやすいため）、生食できるものは、軽く刻んで少し置いてから、よく噛んで食べること。噛むのも、切り刻むのと同様でイソチオシアネートの産生を促す。

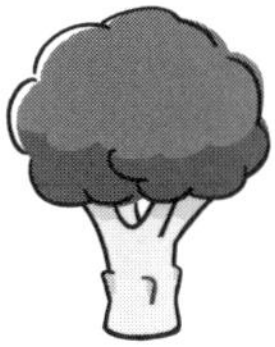

ブロッコリーは丸くこんもりして、蕾がぎゅっと詰まったものが◎。冷凍品もOKで、急速冷凍されているので栄養や鮮度が保たれている。自然解凍し、小さく切ってから調理するとよい。

が含まれています。ブロッコリーの新芽である「ブロッコリースプラウト」は、さらに多くのスルフォラファンを含有します。

1つの野菜を大量に食べるというような極端なことはやめましょう。とくにブロッコリーは食物繊維が多いので、摂りすぎると腹痛や下痢になったり、オナラがたくさん出たりします。

ブロッコリー4分の1株（約50グラム）を毎日食べ、ほかのアブラナ科の野菜も合わせて1日350グラムの野菜を摂取するのが理想的なバランスです。

POINT！

ブロッコリーとそれ以外の野菜を組み合わせて。細かめに刻んでよく噛んで食べると良い。

OK食材 ❸

ニラ
――抗酸化力に加え、ピロリ菌も抑制できる

ニラはヒガンバナ科ネギ属の野菜で、ニンニクや玉ねぎの仲間です。**認知症を防ぎたいなら、ニラは毎日でも食べたい食材です。**独特の臭いが苦手な人もいるようですが、私は食欲をそそられます。

ニラの特有の香りのもとは「アリイン」「メチイン」という成分で、とくに葉先に多く含まれます。アリインは、ニンニクや玉ねぎにも含まれる成分で、硫黄を含むアミノ酸の一種です。強い抗酸化力があるほか、肝臓の解毒機能を助けてくれる作用もあります。メチインについては最近、ピロリ菌増殖抑制作用があることがわかりました。認知症の患者さんにはピロリ菌感染率が有意に高いこと、ピロリ菌

の除菌が認知機能の改善に有効であることは、脳神経系の医学誌ですでに報告されています。

そのほか、ニラはビタミンも豊富です。**体内でビタミンAに変わるβカロテンは、野菜の中でもトップクラス。**ビタミンEや葉酸（ビタミンB_9）、カリウムも多く含まれています。

ニラは傷みやすく、冷蔵保存できるのは3日ほどです。新鮮なうちに自家製の「冷凍ニラ」にしておきましょう。生のまま細かく切って冷凍すると、アリインとメチインの量が増えます。

POINT！

有効成分がたっぷりの「冷凍ニラ」を毎日摂取！

認知症を防ぐ
自家製「冷凍ニラ」を習慣に

ニラを買ってきたら、よく洗い、葉先から根本まで細かく刻む。
ジッパー付ポリ袋に入れて冷凍しておけば、傷むのを防げるうえ、
朝昼晩、気軽にニラを活用でき、しかも有効成分も増える。

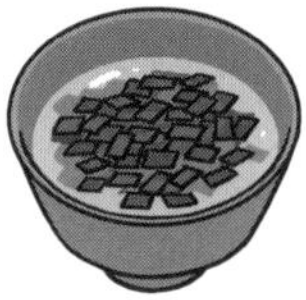

活用例❶　凍ったまま鍋に入れ、汁物に。

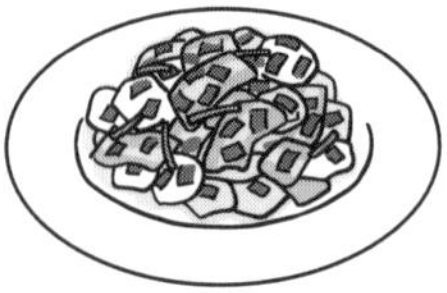

活用例❷　凍ったままフライパンに入れ、炒め物に。

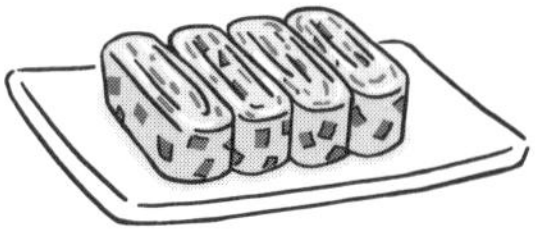

活用例❸　卵焼きやチャーハンを作るとき、凍ったままで溶き卵に混ぜる。

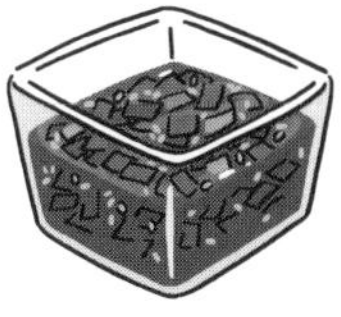

活用例❹　冷凍ニラと、適量のしょうゆ、酢、砂糖などを混ぜれば万能だれに。納豆や冷奴、サラダなどにかけて。

OK食材 ❹

ニンニク
――疲労回復ばかりか脳への好影響も

ニラと同じくヒガンバナ科ネギ属の香味野菜、ニンニクについてもお話ししておきましょう。

ニンニクといえば一般的には、疲労回復、滋養強壮のイメージが強いでしょうか。しかしそれ以外にも、免疫力の向上、がんの予防、血行促進、血栓予防、殺菌作用……と実に多様な働きがあります。

とくにがん予防については、**アメリカの国立がん研究所が「がん予防になる食材のトップはニンニク」とまでいっています。**

ニンニクの健康効果の主な立役者は、あらゆる食材の中でニンニクだけに含まれる「S‐アリルシステイン」という硫黄化合物です。

この成分には強い抗酸化作用があり、そればかりか、脳でもさまざまな働きを担っています。**アミロイドβの蓄積を抑えたり、神経細胞の変性を阻止したり、さらには海馬の神経細胞の再生を助けてくれます。**

このようにニンニクが認知症の予防と改善に良いのはたしかで、健康情報に敏感な人たちは、すでにそのことを知っています。

ただしニンニクだけで目覚ましい効果が得られるというのは言い過ぎです。認知症の原因はさまざまで、ニンニクがいくら優れているといっても、それだけで認知症を防げるとは言い切れません。

POINT!

疲労回復にもがん予防にも頼れるニンニクは脳でもさまざまな働きを担っている。

OK食材 5

キノコ類
――軽度認知障害のリスクが半減

キノコの認知症予防効果は世界的にも知られており、研究が進んでいます。**シンガポール国立大学が行った60歳以上の663名を対象とした調査では、キノコを1週間に300グラム以上食べると、認知症の前段階である軽度認知障害（MCI）のリスクが50%低下する可能性があることがわかりました。**

しかも、週1回未満しか食べなかった場合と比較し、週2回以上食べた人たちは、軽度認知障害になる割合が半分に減ったそうです。

ということは、週に2回以上の頻度で、1週間に300グラム以上のキノコを食べるとよいわけです。

キノコがどうして認知症予防に効果があるのかについては、アミノ酸の一種の「エルゴチオネイン」という物質が、大きく影響しているのではと推察されています。

エルゴチオネインは、抗酸化力、抗炎症力が非常に高い物質なのですが、体の中だけでなく、脳のバリアを通過して脳内にも蓄えられることがわかっています。つまり、脳内で抗酸化力、抗炎症力を発揮してくれているということです。

さらに、エルゴチオネインは脳の神経細胞を増やし、とくに海馬に働きかけることで記憶力の維持向上に寄与します。

このようにエルゴチオネインは脳に直接良い効果を与えるほか、腸内環境を整える役目も担います。認知症は脳の病気ですが、その発症には腸の状態が深く関係しています。

また、キノコには食物繊維が多く含まれており、この点でも腸内環境の改善が期待できます。ただし大量に食べると、不溶性食物繊維がかえって腸の働きを悪くするので、過剰摂取は控えましょう。

キノコの種類はなんでも構いません。エルゴチオネインという成分は毎日5ミリグラムほど摂るとよいのですが、この量を摂取するには、**エリンギなら大きめのもの半分（約20グラム）、しめじなら1パックの3分の1程度（約30グラム）、椎茸なら大きめのもの2枚（約50グラム）、エノキなら4分の1袋（約50グラム）が目安です。**大量に食べる必要はなく、前述の1週間300グラムで余裕で摂取できそうです。毎日種類を変えたり、複数の種類を食べたりするのが理想です。

POINT！

キノコは週300グラムを目標にいろんな種類を食べるとよい。脳にうれしい「エルゴチオネイン」を摂取できる。

OK食材 ❻

サンマ
――脳を守ってくれる良質な脂質の宝庫

認知症予防に魚が重要視されるのは、オメガ3に分類される良質な油、DHA（ドコサヘキサエン酸）とEPA（エイコサペンタエン酸）が豊富に含まれているからです。

国立研究開発法人国立長寿医療研究センターなどのグループが発表した論文によれば、**DHAやEPAの摂取量が多い人は、脳の側頭皮質と前頭皮質の体積の減少を抑制できるそうです。**側頭皮質と前頭皮質は認知機能に関わるので、両者の体積の減少を防げば、認知症予防になると期待できます。

また、DHAは脳のリン脂質の主要な構成成分なのですが、年齢とともにその量は減少してしまうため、食事などで外から取り入れる必要があります。高齢者がDHAを積極的に摂ると、注意や作業記憶などの認知機能が維持されることもわかっていました。

DHAとEPAを摂るには、サンマ、サケ、サバ、イワシ、ニシン、アジなど、比較的小型の魚を積極的に食べるのがおすすめ。どれも安価で日本中どこでも手に入りやすい魚ばかりです。缶詰なら、いっそう手軽に食べられます。

とくに良いのは、脂がしっかり乗ったサンマです。旬のサンマのDHA含有量は、魚の中でもトップクラスです。ただし、網の上で焼くと、摂りたい成分をたっぷり含んだ脂が落ちてしまいます。また、焼きすぎで焦げができてしまっては、発がん性のリスクも気になります。

サンマは網焼きよりも、野菜やキノコなどと一緒にホイル焼きにするほうが良いでしょう。あるいは、成分が熱によって損傷される心配がないので、刺身もいいですね。生の魚を調理するのが億劫な日は、便利な缶詰を使ってもかまいません。缶詰には、1年を通して最も安価な時期、すなわち旬の時期の素材が使われています。

サケもDHAが豊富で水銀が少ない魚です。サケの身が赤いのは、「アスタキサンチン」という色素が含まれているからです。アスタキサンチンには、ビタミンEやβカロテンよりもはるかに強力な抗酸化力があり、脳の酸化を防いでくれます。

POINT！

脳が喜ぶ良質な油が豊富なサンマやサケは刺身やホイル焼きのほか、缶詰で摂るのも◎。

OK食材 ⑦

牛・豚・鶏肉

――良質なたんぱく質は脳に不可欠

認知症予防の観点から食材を考えるときに、肉類は扱いが難しい食材です。

肉を食べすぎると「ホモシステイン」(詳しくは56ページを参照)が増えるというデメリットがあります。

その一方で、肉のたんぱく質はアミノ酸スコアが高く(必須アミノ酸がバランスよく含まれている)、さまざまな病気が予防できると期待されます。この点では、健康に良い食材といえます。

さらに、肉にはたんぱく質が豊富ですが、たんぱく質は脳の機能を維持するために欠かせない栄養素です。

そうした理由から、肉を積極的に摂るメリットは「大きい」と私は考えています。

ただし、肉の脂肪分には注意が必要です。動物性脂肪を摂り続けると、悪玉コレステロールが増え、動脈硬化などの生活習慣病の原因となります。肉の脂は、できるだけ取り除いて食べましょう。

注意点はもう1つあります。**肉には豊富なたんぱく質が含まれますが、食べたたんぱく質は、しっかり運動して消費しなければ最終的にはホモシステインを増やす原因になります。**たんぱく質の摂取と運動はセットだと心得てください。

一般的によく食べられるのは牛肉、豚肉、鶏肉の3種類ですが、どれもたんぱく質の量は100グラムあたり20グラムほど。アミノ酸スコアが高いのも同じです。

大きな違いは、まず動物性脂肪の量。それからビタミン類、亜鉛、鉄分などのミネラル含有量も異なります。
簡単に3種類の肉の特徴を比較すると、以下のようになります。

肉それぞれの特徴

◆**牛肉**
脂肪が多く、ビタミンが少なめで、亜鉛や鉄分は多め。

◆**豚肉**
脂肪が多く、ビタミンB群が多く含まれるが、ミネラルは少なめ。

◆**鶏肉**
脂肪が少なく、純粋なたんぱく源として優秀。

まとめると、体重を増やして活動的になるためには牛肉。疲労を回復し、細胞の働きを良くするなら豚肉。体の脂肪を落とし、効率よく筋肉をつけるなら鶏肉……といえます。**ただし、1つの肉だけ食べ続けるより、3種類ともバランスよく食べるのが正解です。**

肉を選ぶときは、安い輸入肉は極力避けましょう。遺伝子組み換え飼料やホルモン剤が使われている可能性が高いからです。

もちろん、すべての輸入肉が信用できないわけでも、すべての国産肉が信用できるわけでもありませんが、**パックの表示を確認する、信頼できるお店で買い物をするなど、質の低い肉を避けるための工夫は必要です。**

POINT！

牛肉、豚肉、鶏肉をバランスよく食べ、肉を食べたら運動も欠かさずに。

貝
――期待の成分タウリンと不足しがちな亜鉛の源

貝にはタウリンという成分が豊富です。タウリンというと、よく栄養ドリンクに含まれていることから、疲労回復効果を思い浮かべる人が多いかもしれません。でも、実はそれだけではないのです。

タウリンには、肝臓の働きを活発にする、血液中の中性脂肪を減らす、血圧を下げる、インスリンの分泌を促して糖尿病を予防する、視力の衰えを防ぐなど、さまざまな健康面でのメリットがあります。

しかも、認知症とタウリンの関係についても研究が進んでいるのです。アルツハイマー型認知症モデルのマウスにタウリンを投与したところ有効性が確認されたという研究結果があるほか、胎児の脳の発達にタウリンが関与していることもわかっています。**試験管レベルの実験ではありますが、タウリンがアミロイドβの凝集を抑制したという報告もあります。**まだ、タウリンが実際の認知症患者さんのアミロイドβを抑制したわけではありません。しかし積極的に摂取する価値はありそうです。

貝の中でも牡蠣はとくにタウリンが多く、さらに亜鉛も豊富です。認知症の方は亜鉛不足のことが多いので、積極的に食べましょう。またタウリンは貝のほか、タコやイカからも摂取できます。

POINT！

認知症との関係について研究が進む「タウリン」は牡蠣などの貝類、タコ、イカから摂取できる。

OK食材 9

卵

——脳の細胞膜や脳内神経伝達物質の材料

卵は健康に良いのか、悪いのか。このテーマに関する見解は、時代とともに変わってきました。

「卵はコレステロールを上げてしまうので良くない」という考え方は、一昔前までは常識で、今でもそのように思い込んでいる人は少なからずいるようです。しかし現在は、その考えは否定されています。**食事からのコレステロールが血中のコレステロールに与える影響は少ないことがわかってきたからです。**コレステロールはそのほとんどが体内で合成され、柔軟にコントロールされます。だから、卵が直接コレステロールを急激に上げることはありません。

卵は栄養価が高く、良質のたんぱく質を多く含んでいます。脳の4割はたんぱく質でできているので、質のいいたんぱく質の摂取は、脳の健康を守るのに欠かせません。

卵黄に「レシチン」が含まれているのも大きなポイントです。**レシチンは、脳の細胞膜の主要な成分で、しかも脳内神経伝達物質であるアセチルコリンの材料。認知症の予防効果が期待できます。**

また卵は、コレステロールを上げるどころか、悪玉コレステロールを減らし、動脈硬化を予防します。

さらに肝臓での脂質の蓄積を抑え、脂肪肝も予防します。肝臓の健康維持は、体の解毒作用を守ることに直結します。

こうしたことから、卵は「食べるべき食材」といっていいでしょう。もちろん食べすぎはいけませんが、1日に1〜2個でしたら、全然問題ありません。

り込みます。

ただし卵には、ニワトリの食べた栄養や、ストレス物質などが入り込みます。**有機の餌を食べ、狭いケージ（鳥かご）ではなく地面で自由に育った「平飼い」のニワトリの卵を選べるといいですね。**

日本の一般的な養鶏場は、欧米やアジアの一部の国々と比べると遅れているといわざるを得ませんが、それでも飼育環境にこだわる養鶏場は少しずつ増えています。

そうした養鶏場の卵は、ネット購入もできますし、スーパーにも徐々に並ぶようになっています。

POINT！

神経伝達物質の材料にもなり、健康にいいことだらけの卵は1日1～2個を目安に毎日食べたい優秀食材。

OK食材 ⑩

納豆

——脳血管性認知症も予防できる

「納豆は非の打ち所がないパーフェクトな食べ物」だと、私は常々考えています。認知症予防を考えるうえでも、ぜひ毎日の食卓に取り入れたい食材です。

あえてデメリットを挙げるとすれば、あのネバネバが口の周りについたときに拭き取りにくいということくらいでしょうか……。

納豆は、納豆菌によって作られる発酵食品です。

原材料が大豆なので、栄養成分としては、まずたんぱく質が豊富です。炭水化物も含まれていますが、半分以上が食物繊維のため、血糖値は上がりにくいです。

また納豆には、イソフラボン、大豆サポニン、大豆ペプチド、レシチン、ナットウキナーゼなど、健康に寄与する成分が非常に豊富です。中でも、認知機能の改善と深く関わる成分はレシチンです。レシチンは脳の細胞膜の主要な成分であるとともに、脳の神経伝達物質であるアセチルコリンの材料でもあります。記憶力を維持するためにも欠かせません。

またナットウキナーゼは、血栓を溶かしやすくする成分で、脳梗塞や心筋梗塞の予防になるといわれます。つまり、脳血管性認知症の予防につながるわけです。

納豆は1日1パックを目安に、毎日食べるといいでしょう。タレやからしを入れる前に、右に100回、左に100回、回数を数えながら混ぜてみてください。

手をすばやく動かす動作と、数を数える動作。2つのアクションを同時に行うのは、脳へのいい刺激になります。

たくさん混ぜてネバネバを増やすと、混ぜずに食べる納豆と比較して、断然おいしい納豆になります。というのは、納豆のネバネバには、グルタミン酸が隠れているのです。グルタミン酸といっても、人工的な添加物ではなく、天然の旨味です。納豆はネバネバになればなるほど、グルタミン酸が増え、いっそうおいしくなります。

もし納豆が苦手なら、毎日1品、納豆以外の発酵食品を食べましょう。味噌汁、キムチ、ザワークラウト、糠漬け……。こうした発酵食品は腸を癒やすので、脳にもいい影響がもたらされます。

POINT！

納豆を食べるときは、右100回、左100回、回数を数えながら混ぜるといい。

ベリー類・柑橘類

——脳の酸化を防げる

甘すぎる果物は、肝臓に負担をかけ、結果的に血糖値を上げます。しかし、甘みが少なく血糖値を比較的上げにくい果物であれば、ビタミンやポリフェノールによるメリットが、デメリットを上回ると考えられます。

そのような果物の代表格が、ベリー類と柑橘類です。

たとえばブルーベリーやラズベリーなどベリー類の果物は、ビタミンがたくさん摂れるのはもちろん、アントシアニン(ポリフェノールの一種)も豊富です。ビタミンとポリフェノールによる抗酸化作用は、体や脳の酸化(サビ)を防いでくれます。

第1章で述べたとおり、認知症予防では「炎症」「毒素」「栄養不足」に注意することが基本のキです。ですが、それと同じくらい「酸化」を防ぐ心がけも大切です。

私たちは酸素がないと生きられませんが、酸素を利用するたび、わずかずつですが酸素よりも攻撃的な「活性酸素」ができます。活性酸素は、適量なら病原体やがん細胞を倒しますが、増えすぎると正常な細胞を攻撃し、傷つけるようになります。このことを酸化といいます。

活性酸素が脳細胞を攻撃すれば、脳の神経細胞が傷つき、失われます。また活性酸素が増えすぎると、アミロイドβも溜まりやすくなります。

ベリー類は、活性酸素ができるのを防いだり、すでにある活性酸素を除去したりしてくれます。

なお、ベリー類ではありますが、イチゴは残留農薬が気になるものも多いのであまり食べすぎないほうがよさそうです。またイチゴは品種によって、糖度の高いもの、よく熟したものなどはＧＩ値（詳しくは１０７ページを参照）が高いこともあります。

柑橘類については、興味深い研究報告がなされています。

宮城県大崎市の市民１万３０００人以上を対象に柑橘類の摂取状況を調べたところ、柑橘類をほぼ毎日食べている人は、週２回以下の人に比べて認知症の発症リスクが14％低下したというのです。また、週に３〜４回食べている人でも、週２回以下の人よりも認知症リスクが８％低下していたそうです。

柑橘類には、「ノビレチン」というフラボノイド（ポリフェノールの一種）が含まれています。

ノビレチンには、抗酸化作用に加えて、神経細胞に働きかけて記憶力を回復したり、アミロイドβの蓄積量を減らしたりといった効果もあると報告されています。そして、柑橘類の中でも、最近はシークワーサーが注目されています。というのもシークワーサーは、ノビレチンの含有量が飛び抜けて多いためです。

シークワーサージュースはいろいろ出回っていますが、砂糖など余計なものが入っていない、100%シークワーサーのものを選んでください。

またノビレチンは、柑橘類の皮に豊富に存在していることが知られています。無農薬のシークワーサーの果実が売られているのを見つけたら、細かく切るなどして皮まで食べるとなおいいです。

POINT!

柑橘類は無農薬のものを選び、皮まで食べるのがおすすめ。

緑茶

――脳をリラックスさせ、ストレスも軽減

緑茶とは、茶葉を発酵させずに蒸したもので、玉露、煎茶、番茶、ほうじ茶などがあります。

どうやら緑茶は、認知症予防に有効のようです。静岡県立大学などの研究によると、緑茶に含まれる「エピガロカテキンガレート」と呼ばれるカテキン（ポリフェノールの一種）が、アミロイドβの凝集を抑えるようなのです。この報告は動物実験によるものですが、今後、認知症の患者さんでも同じ結果となることが望まれます。

緑茶の渋みのもとである「タンニン」もポリフェノールの一種で、茶カテキンとも呼ばれます。タンニンはコレステロールや脂肪の吸

収を抑え、抗酸化作用にも優れます。**脳と関わる作用では、リラックス効果、ストレス軽減、脳細胞の活性化などが挙げられます。**

緑茶は水代わりに飲んでも結構ですが、カフェインの作用については注意が必要です。お茶を飲むとトイレが近くなる人は、カフェインの利尿効果が強く出ているので、飲みすぎにご注意ください。

またカフェインには覚醒作用がありますので、午後にたくさん飲むと、夜の睡眠が妨げられる恐れがあります。飲むなら午前中にするか、せめて午後3時までに飲み終えたほうがいいでしょう。

POINT!

アミロイドβの蓄積を抑制する可能性もある緑茶は午前中〜午後3時までに飲むのがおすすめ。

レモン果汁
——こまめなビタミンC補給に最適

認知症の予防や改善には、活性酸素の産生を抑えることが重要です。**ビタミンA、C、E、ポリフェノールは、活性酸素から体を守る成分の代表格です。中でもビタミンCの血中濃度が高い人は、認知機能の低下を防げる可能性があるそうです。**

金沢大学の研究報告によると、認知症の発症リスクが高いとされるApoE E4という遺伝子を持っている女性のうち、ビタミンCの血中濃度が高い人は、低い人に比べ、認知症または軽度認知障害となるリスクが約10分の1に減少したそうです（ApoE E4は認知症発症の強力な危険因子です）。

しかしビタミンCは、摂取が難しい栄養素です。というのは、食品中のビタミンCは水溶性なので、せっかく口にしても、2時間もすれば使われない分は尿になって体外に出てしまうのです。それでは、ビタミンCの血中濃度を高く保つことができません。

そこで、ビタミンCをこまめに摂るために私が使っているのが、有機レモン果汁です。**もちろん、パプリカやブロッコリー、菜の花など、レモンよりもビタミンCを多く含む野菜もいろいろあって、それらをしっかり食べることは大前提です。**そのうえで、有機レモン果汁を補完的に活用していただきたいのです。

有機レモン果汁の1日あたりの摂取目安は、20〜30ミリリットルほどです。1日何回かに分けて、こまめに飲み物や食べ物にかけましょう。果汁といっても、いちいち絞る必要はありません。スーパーによくある、ビンに入った有機レモン果汁が手軽です。

なおレモンの皮には農薬が残っていることもあるので、「有機」であることは必須です。

私のおすすめは「レモン水」です。水にレモン果汁を混ぜるだけでできあがり。飲めば体も脳もスッキリします。

果汁を食事にかけて使うなら、揚げ物や、こんがり焼いた肉や魚との組み合わせがとくにおすすめ。炎症の原因物質であるAGEsの発生、吸収を抑えられるからです。大勢で、大皿に盛られた唐揚げを食べるときには、これからはあなたがその場の全員を代表して、お皿に添えてあるレモンを力強く絞ってください。

仲間の脳の酸化を防ぐことになるのですから、いちいち断りを入れる必要などありません。

レモンの効能は、ビタミンCの補給に限りません。

レモンにはカリウムが含まれているので、余分なナトリウムを排出することができます。鉄の吸収を助ける働きがあるので、貧血の人にもおすすめです。さらに体内でコラーゲンを作るのにも使われるため、美肌効果も期待できます。免疫系の働きも助ければ、口臭予防にも役立ちます。疲労回復にも役立ちます。

こんなにすばらしいレモンですが、注意点があります。

そのままのレモン果汁原液や、濃すぎるレモン水はけっして飲まないこと。逆流性食道炎などがある人は、症状が悪化しかねません。飲んで胸焼けを感じたら、それは濃すぎる可能性大です。またレモンに含まれるクエン酸は酸性なので、歯の表面を溶かす恐れがあります。レモン果汁を口にした後は、水で口をゆすいでおきましょう。

POINT！

すぐ体外に排出されてしまうビタミンCは有機レモン果汁があればこまめに摂取できる。

OK食材 ⑭

焼きいも

――甘いのに血糖値が上がらない不思議

近年、ちょっとした焼きいもブームが起きています。スーパーや量販店の店頭では、焼きいもが飛ぶように売れています。ほかほかの焼きいもは、そのまま食べては血糖値が上がります。しかしちょっとした工夫をすれば、血糖値は急激には上がらなくなります。それは、**常温で焼きいもをゆっくり冷ましてから食べるという工夫です。**

焼きいもを冷ますと「レジスタントスターチ」という物質が増えます。**レジスタントスターチとは、消化されにくい形に変化した、食物繊維のような状態の糖質のこと。レジスタントスターチは吸収も遅いため、血糖値の上昇は緩やかになります。**

冷たい焼きいもも、アイスのようで意外とおいしいです。冷やすときは、いったん常温で冷ましてから、冷蔵庫に入れてください。

サツマイモという食材自体はけっして悪くありません。サツマイモには水溶性と不溶性の食物繊維がバランスよく含まれ、腸内環境の改善にはうってつけです。またビタミンCが多いので、抗酸化作用も期待できます。ジャガイモや穀類と比べれば血糖値も上がりにくいです。ただし注意すべき点としては、甘い品種のサツマイモは糖質も多いので、避けるほうがベターです。

POINT!

甘いお菓子が食べたくなったら、甘いのに血糖値が上がりにくい、冷やした焼きいもがおすすめ。

第4章

脳を守る食事と調理の基本の考え方

大食いは認知症のみならず、あらゆる病気のリスク

認知機能が低下することで、過食になる人は少なくありません。適量がわからなくなる、満腹感を感じにくくなる、食事をしたことを忘れてしまうなど、理由はさまざまです。

もっとも現代社会では、認知症ではなくても、食事の適量がわからなくなっている人は多く存在します。

健康のためには「腹八分目」を守ることは非常に大事です。腹八分目とは、「もう少し食べたいな」と思う段階のうちに、食事を終えることです。お腹いっぱいになるまで食べるのが当たり前になっている人は、腹八分目で食事をやめると、初めのうちは物足りなさ

や空腹感に襲われるかもしれません。「これでは食事をした気にならない」「もう少しくらい食べたって平気だろう」という誘惑に駆られることもあるでしょう。

それでも腹八分目で抑えておくメリットはたくさんあります。代表的なものは、以下の3点です。

腹八分目のメリット

- **腸などの消化器系に負担がかからない。**
- **血糖値が上がりすぎない。**
- **睡眠の質が上がる。**

腸を守ること、血糖値を急激に上げないことが認知症予防に有効なのはすでに何度も述べているとおりですが、睡眠の質を高めるのも認知症の予防に有効です。

睡眠が良好な人と比べて問題がある人では、アルツハイマー型認知症の発症率は1・55倍、認知機能の悪化は1・65倍になるそうです。

実際、しっかり眠ると、脳の疲れが軽減したり脳が元気になったりする感覚は、多くの人が持っているのではないでしょうか。

「腹八分目、医者いらず」という格言がありますが、この言葉のとおり、食べすぎをやめれば、肥満だけではなくあらゆる病気を遠ざけられます。認知症も然りです。

POINT!

食事は「もう少し食べたいな」と思うくらいが適量。

いろいろな種類の野菜をとにかくたっぷり食べる

野菜のじゅうぶんな摂取は、食生活で気をつけていただきたい基本のキです。

野菜には、脳の細胞の働きを最適化してくれるビタミンとミネラルが含まれています。ビタミンとミネラルの認知症予防における重要性は、第1章でも触れたとおりです。

ビタミンとミネラル以外にも、野菜には食物繊維が含まれていますし、さらにカテキンやアントシアニンなどのポリフェノール、アスタキサンチンやリコピンなどのカロテノイド、アリシンやイソチオシアネートなどの含硫化合物といった、強力な抗酸化力を持つ

「ファイトケミカル」も豊富です。ただ、ファイトケミカルは植物の細胞の中に隠れており、細胞は細胞壁に守られています。細胞壁を壊さなければ、せっかくの成分が活かされません。また、細胞が壊れてから抗酸化力を持つまでに時間のかかるものもあります。野菜はできるだけ細かく切り、15分ほど待ってから調理しましょう。

もちろん野菜にも糖質は含まれますが、血糖値に影響を与えるほどではないので、気にする必要はありません。いろんな種類のものをたっぷり食べてください。

POINT!

ビタミン、ミネラル、ファイトケミカル豊富な野菜はとにかくたっぷり食べること。細かく刻むのがおすすめ。

強力な抗酸化力で脳を守るファイトケミカル

ポリフェノール	アントシアニン	ブルーベリー
	イソフラボン	大豆
	フラボン	セロリ、パセリ、ピーマン
	カテキン	緑茶、カカオ
	フラボノール	ブロッコリー、玉ねぎ
カロテノイド	βカロテン	にんじん、かぼちゃ、トマト
	リコピン	トマト
	ルテイン	ほうれん草、ブロッコリー
含硫化合物	アリシン	ニンニク、玉ねぎ、長ねぎ、ニラ、ラッキョウ
	イソチオシアネート	だいこん、キャベツ、白菜、ブロッコリー、わさび
	スルフォラファン（イソチオシアネート系）	ブロッコリー、キャベツ、ケール

野菜それぞれに、多様なファイトケミカルが含まれている。毎日、多種類の野菜を調理し食べるのは大変だが、日によって、季節によって、いろいろな野菜を食べるとよい。野菜は細かく切ったりよく噛んで食べたりするほうが、ファイトケミカルの抗酸化力をいっそう享受できる。※著者調べ

五感すべてを使って食事を丁寧に味わう

脳への良い刺激が、認知症の予防や改善に有効だというのは、容易に想像がつくでしょう。脳への刺激は、五感すなわち視覚、聴覚、嗅覚、触覚、味覚から入ってきます。調理や食事の場面でも、味覚だけでなく五感すべてからの刺激を楽しみましょう。

まずは視覚からの刺激。料理の見た目にこだわりましょう。食材を買いに行くときは素材をじっくり観察し、できあがった料理の盛りつけも、できるだけ美しくしてみましょう。

次に聴覚。料理の音に耳を傾けましょう。素材を切るときのまな板の音。加熱調理するときのフライパンの油の音。お皿とお箸が触れ合う音……。台所と食卓は、音の宝庫です。

嗅覚で、香りも楽しめます。素材の香りは、調理する過程で驚くほど変化します。

それから、**温かい料理は温かいうち、冷たい料理は冷たいうちに食べるのも、五感の楽しませ方です。**舌や口内、そして指先の触覚で温度を感じてみましょう。

それから、食事はガツガツと早く大量に食べるものでなく、丁寧に味わうものです。楽しく過ごせる家族や友人とゆっくり食事をし、会話もしながら、脳に良い刺激を与えましょう。

POINT！

調理や食事のときは
味覚だけでなく五感すべてをフル活用する。

よく噛むと過食を防げるうえ脳の血流も増える

多くの人は子どもの頃に、「よく噛んで食べなさい」と親から教わっているはずです。

しかし大人になると、多くの人は噛む時間を惜しむようになり、どんどん早食いになります。早食いは肥満につながり、肥満は生活習慣病や認知症につながります。

食事を始めてから満腹だと感じるまでに、基本的には20分かかるとされています。しかしたくさん噛めば、脳に「たくさん食べている」と認識させることができるので、もっと早くに満腹感を感じることができます。

逆に、じゅうぶん噛まないで10分で食事を終えてしまった場合は、まだ満腹感が起こらないので、ついデザートを食べたくなってしまいます。

よく噛むと、脳内の血流が増えることもわかっています。

東京都健康長寿医療センター研究所は、「よく噛むと脳の血流量が約50％増加する一方、よく噛まないと海馬の神経細胞が30％減少する」と報告しています。

脳内の血流が増えれば、脳や神経の細胞に新鮮な酸素や栄養をしっかり供給できるのはいわずもがな、アミロイドβなどの脳の老廃物をスムーズに排出し、老廃物が溜まるのを防げます。

では、どのくらい噛めばいいのでしょうか。

理想は一口30回。固形の食べ物を口にしたときだけでなく、水を飲むときも、噛むイメージで飲むのがおすすめです。

前述の東京都健康長寿医療センターによれば、「噛むイメージ」をするだけでも、脳の神経が活性化されるそうです。

いつも10分ほどで急いで食事を終えているという人は、これからはよく噛み、30分かけて食べるのを習慣にしてみてはいかがでしょうか。

1食につき20分長い時間をかけるとすると、1日3食で、食事の時間はあと60分必要となります。スマホゲームの時間、ネットサーフィンをする時間を多少減らせば、捻出できないというほどの時間ではないはずです。

POINT!

よく噛んで食べると脳の血流が増え、
脳の神経細胞が元気になるうえ、
脳の老廃物も排出できる。

高温調理より低温調理で。とくに湯煎がいい

体中で炎症を起こす悪性物質のAGEsは、認知症の大敵です。AGEsは体内のたんぱく質にブドウ糖がくっついて変性することで産生されますが、調理過程でも発生します。

調理するとき、揚げたり焼いたりした場合には、蒸したり煮たりするよりも、AGEsが5〜10倍高くなります。

たとえばカリッと焼いたベーコンや、おいしそうな焦げ目がついたソーセージにはAGEsが非常に多く含まれています。加工肉の多くは、長期保存できるように製造過程で水分を除去しているため、糖質とたんぱく質が結合しやすく、AGEsが多くなります。その

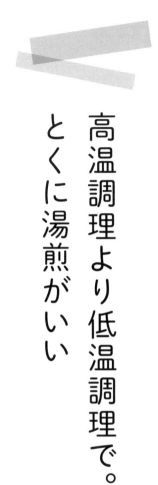

うえ食べる前に高温で調理すれば、さらにＡＧＥｓが増えます。

ＡＧＥｓは認知症のリスクを高めますから、普段からできるだけ低温調理を心がけましょう。揚げたり焼いたり炒めたりするよりも、蒸すか煮るほうが安全ですし、低温の55～95度での湯煎ならないです。

とくに生肉を調理するときには、密閉できるビニール袋に入れて湯煎するのが一番です。ＡＧＥｓが発生しにくいだけでなく、ビニール袋の中に味も香りもしっかり残るので、肉本来の旨味を味わえるからです。

ただし、生の肉や魚を低温調理するときは、殺菌をじゅうぶんに。悪い菌が残っていると、炎症の原因になったり、腸内環境が悪化したりと、認知症予防のうえでいいことがありません。

肉の殺菌には、75度で1分以上加熱する必要があります。肉の表面だけではありません。内側も含めた肉のすべての部分が75度で1分以上加熱される必要があります。肉の内部の温度を測る温度計があれば、より正確に肉の温度を確かめられます。

ところで、いくらAGEsを増やしたくないといっても、毎日3食すべてを低温調理というのは無理があります。たまには揚げ物も食べたいし、家族や仲間とバーベキューも楽しみたいでしょう。そんなときは、レモン果汁やお酢をかければ、AGEsの発生、吸収をある程度は抑えられます。

POINT!

低温調理の中でも湯煎がおすすめ。AGEs対策になるだけでなく、素材の味と香りが逃げない。

加熱調理に使える油はオリーブオイル一択

加熱調理の際は「蒸す、煮る、湯煎」がおすすめだと述べましたが、そうはいっても、ときには炒めたり揚げたりしたい場面もあるでしょう。そんなときに欠かせないのが、油です。

油は、脂質の主成分である脂肪酸の種類によって、オメガ9系、オメガ6系、オメガ3系に分類されます。

油でとくにおすすめなのは、オメガ9系のオリーブオイルです。オメガ9にはコレステロール値を下げる効果があり、高血圧、動脈硬化、便秘などの予防効果も期待できます。認知症リスクである炎症や腸内環境の悪化を防げるということです。

オリーブオイルにはオリーブの実を搾っただけの「エキストラバージン」と、精製された「ピュアオイル」があります。エキストラバージンのほうが、味や香りが強く、酸化しにくいという特長があります。健康効果が期待される微量成分もじゅうぶんに残っています。

サラダ油やごま油はオメガ6系が多い油です。オメガ6は、摂りすぎると炎症を起こしたり、アレルギー症状が出たり、善玉コレステロールが減ってしまったりなど、認知症リスクの上昇が心配です。

アマニ油やえごま油はオメガ3系の油です。DHAやEPAに代表されるオメガ3系も、健康にも認知症予防にもプラスに働く良い油です。ただしオメガ3には熱に弱い、酸化しやすいという欠点があります。**オメガ3系の油を加熱調理に使うのは厳禁です。**

加熱調理に使う油は、エキストラバージンオリーブオイル一択といっていいでしょう。

なお油が酸化すると過酸化脂質という有害物質が発生します。**酸化させないように、あまり大きな容量のものを選ばないようにし、早めに使い切ることが大事です。**

油は加熱調理だけでなく、サラダのドレッシングとしたり、料理の仕上げに注いだりもできます。認知症の予防では炭水化物の制限が推奨されます。それではエネルギーが不足することもありますが、油を積極的に使うことで、エネルギーを補えます。

POINT!

加熱調理に使う油はエキストラバージンオリーブオイル一択。

糖質をそのまま食べず、卵や油と組み合わせよ

大切なことなので何度も繰り返しますが、血糖値の急上昇は認知症のリスクを上げる最大因子の1つです。とくに食後の血糖値のコントロールは、認知症予防において大きな意味を持ちます。

食べる順番療法のように、炭水化物の前に野菜を食べる習慣をつけておくと、食後の血糖値は上がりにくくなります。

あるいは、糖質をたんぱく質や脂質と一緒に食べるのも、消化吸収のスピードが遅れるため、食後血糖値の上昇を抑えるのに有効です。**ごはんはそのまま食べるよりも、卵かけごはんにしたり、あるいはチャーハンのように炒めたりするほうが、糖質の消化吸収がゆっくりに**

なります。パンはパンだけで食べるより、オリーブオイルをつけて食べるほうがいいです。糖質は基本的には減らすのが一番ですが、どうしても食べたいときは、このような工夫も考えるべきです。

なお、大福などの和菓子にはほとんど油が使われていません。ごはんやパンと同じく、それだけで食べるのは血糖値の急上昇が心配です。大福を食べるときは、**先にスプーン1杯のオリーブオイルをなめたり、ココナッツオイルの入ったコーヒーを飲んだりするのがおすすめです。**

POINT！

卵や油をうまく使って、
炭水化物だけを口にすることのないように。

炭水化物と油を一緒に食べると血糖値の上昇は緩やかに

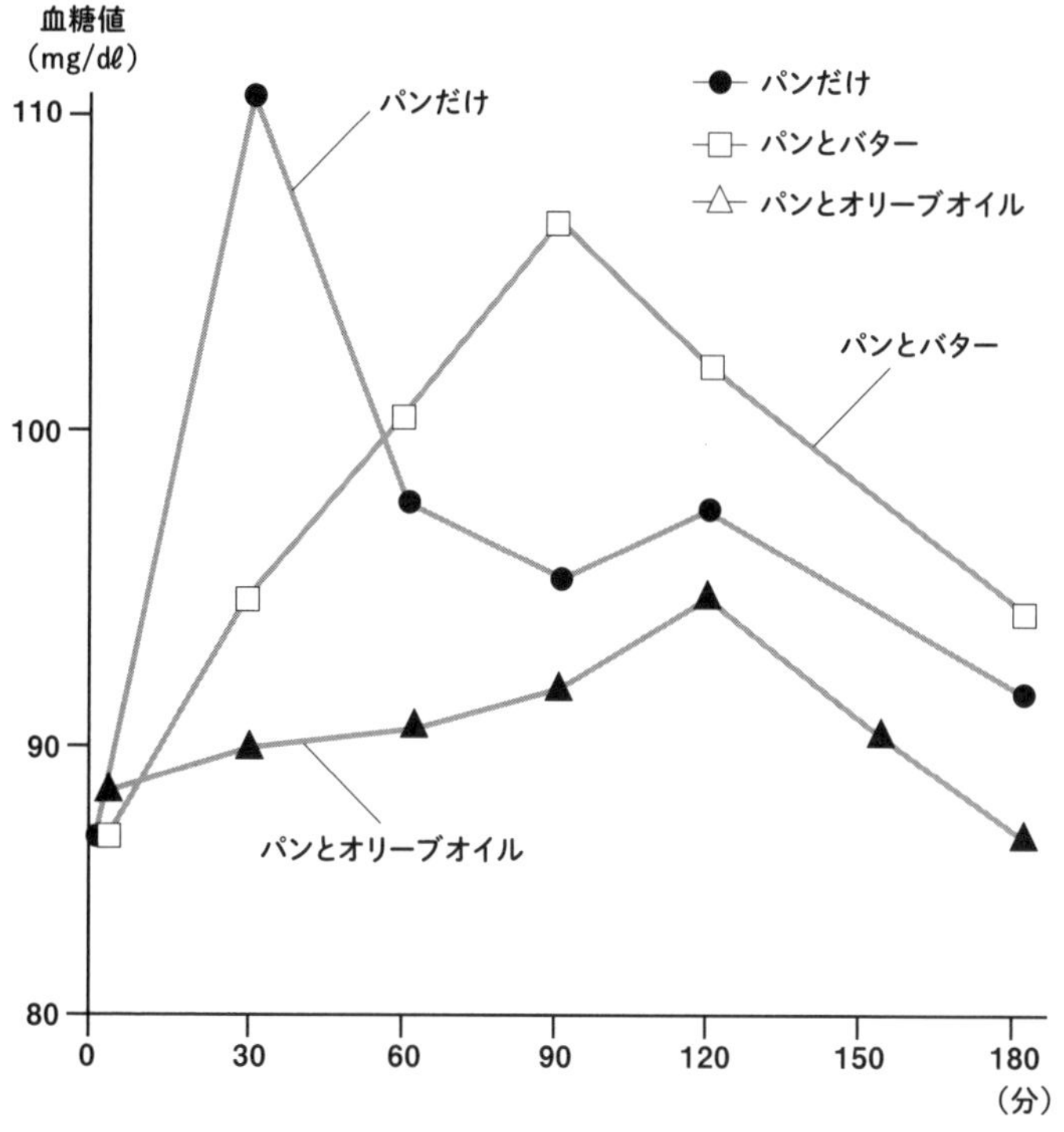

パンだけを食べた場合、パンにバターをつけた場合、パンにオリーブオイルをつけた場合の血糖値の変化を比較したデータ。パンだけを食べた場合は30分で血糖値が急上昇したが、バターやオリーブオイルをつけたら上昇が緩やかになり、血糖値の最高値も低くなった。

※参考 E Gatti, et al. Differential effect of unsaturated oils and butter on blood glucose and insulin response to carbohydrate in normal volunteers. Eur J Clin Nutr. 1992 Mar;46(3):161-6.

食べる順番を変えるだけで認知症リスクは下がる

フレンチなどのコース料理では、前菜、サラダ、スープ、肉や魚のメイン料理、甘いデザート……という流れで供されることが多いです。この流れは、認知症を防ぐため、健康を守るために、とても理にかなっています。

糖尿病治療では、「食べる順番療法」が用いられることがあります。この療法では、まるでコース料理のように「野菜→スープ→たんぱく質→糖質」の順に食べることが推奨されています。

順番を守るとなると、たとえば和定食なら「青菜のおひたし→味噌汁→焼き魚→ごはん」のような順番で食べることになります。

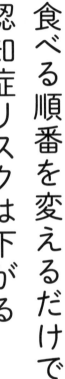

血糖値は絶えず変動していますが、とくに食後血糖値が高くなると、心筋梗塞や脳梗塞などの心血管系の病気の発症リスクが高まることがわかっています。

ところが正しい順番で食べれば、食後血糖値の急上昇を防ぐ効果があるとあちこちで証明されているのです。

管理栄養士、農学博士、日本糖尿病療養指導士の肩書を持つ今井佐恵子氏の実験もその1つです。

今井氏は、食事療法だけの治療を受けている糖尿病の患者さんたちに、「野菜↓米飯」の順番で食べる食事と、「米飯↓野菜」の順番で食べる食事を両方試してもらいました。そして食後の血糖値とインスリンの量を測定したところ、**「野菜↓ごはん」で食べるほうが、「ごはん↓野菜」の場合より、血糖値もインスリンの量も20～30％ほど抑制できました。**

野菜を先に食べるほうが血糖値を上げにくく、なおかつインスリンを節約できたわけです。**インスリンを出しすぎると、やがてインスリンは効きにくくなります。インスリンが効きにくくなると、アミロイドβの蓄積も進むのでしたよね。**

糖尿病を防ぐにも、認知症を防ぐにも、野菜を最初に食べる「野菜ファースト」、そして炭水化物を最後に食べる「カーボラスト」が正解です。野菜のおかずを時間をかけてよく噛んで食べ、ごはんなどの炭水化物は最後に少し食べればじゅうぶんです。

POINT!

コース料理のような順番で食べ進め、ごはんは最後に少しだけ。

食べる順番を変えるだけで血糖値の急上昇は抑えられる

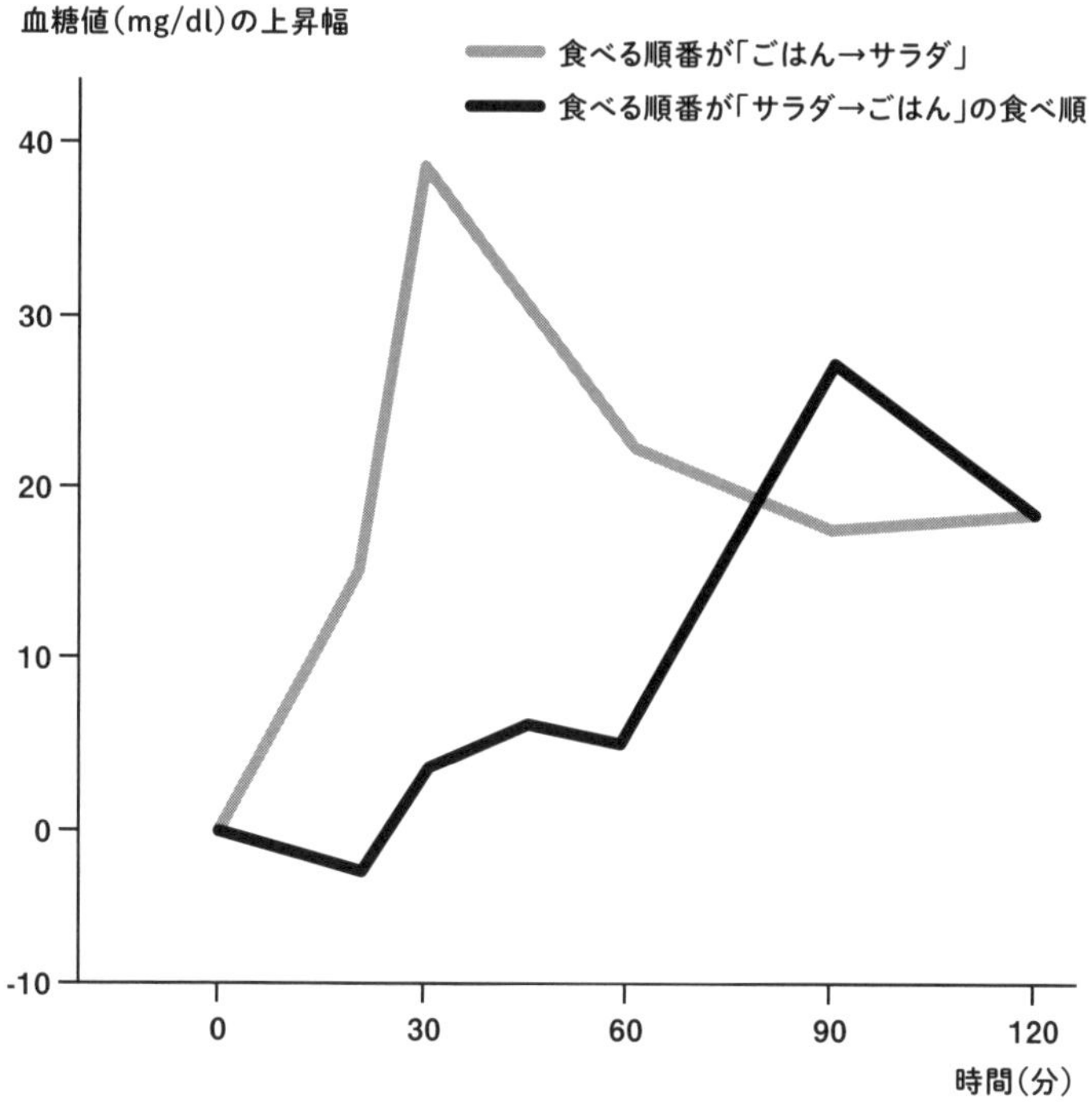

健康な男女10人がごはん→サラダの順に食べた場合と、サラダ→ごはんの順に食べた場合の血糖値の変化。ごはんを先に食べると食後30分で血糖値が急上昇。しかしサラダを先に食べると、血糖値は90分かけて緩やかに上昇しており、ピーク時の血糖値も低く抑えられている。

※参考 一般社団法人日本糖尿病学会 糖尿病 53 (2), 96-101, 2010

糖質なのに……レジスタントスターチの不思議

第3章「焼きいも」の項（170ページ）でも触れていますが、炭水化物は加熱してから冷える過程で「レジスタントスターチ」という物質に変わります。

レジスタントスターチはでんぷん質（糖質）ですが、構造変化を起こしたでんぷん質は、消化されにくい成分となります。消化しにくいということは、ブドウ糖に分解されにくい、吸収されにくい、すなわち血糖値が上がりにくいということです。

レジスタントスターチは、ただ血糖値を上げにくいというだけではありません。

レジスタントスターチはビフィズス菌や酪酸菌などの腸内の善玉菌の餌になり、腸を整える可能性があるのです。腸の環境が良くなれば、脳にも良い影響があります。

また、満腹感が得られる、インスリン感受性が改善する、脂肪が燃焼するようになるなどの効果もあります。これらのメリットも、間接的に脳を健康に保つこととなります。

レジスタントスターチについては、興味深い話題があります。

パプアニューギニア沖のキタバという島の住民の多くは、認知症になりやすい「ApoE E4」という遺伝子を持っています。ところが実際には、キタバの住民の認知症罹患率は低いのです。

なぜ認知症にならないのかというと、島の人々が伝統的に、ヤムイモ、サツマイモ、サトイモなどの炭水化物をレジスタントスターチが多い状態で食べているからではないかといわれています。

レジスタントスターチは、サツマイモやジャガイモなど根菜類、豆類、米などを調理してから冷やすと増えます。

ですので、認知症を防ぎたいなら、ごはんは炊き立てではなく、いったん冷ましてから食べるのがおすすめです。

冷めたままのごはんはおいしくないという方は、冷ましたごはんをレンジで加熱しても大丈夫です。一度レジスタントスターチが増えれば、たとえ再加熱したとしても、炊き立てごはんよりレジスタントスターチが多い状態が保てます。

POINT！

脳が喜ぶのは、炊き立てではなく冷めたごはん。いったん冷ましてからレンチンしてもOK。

炭水化物、脂質、たんぱく質を理想のバランスで摂取

体や脳を作るために必要な栄養素の中で、一番大事なのが炭水化物、脂質、たんぱく質です。これを3大栄養素といいます。炭水化物、脂質、たんぱく質は、「エネルギー産生栄養素」とも呼ばれ、これらをどのくらい摂取するかによって、私たちが1日に摂取するエネルギーが決まります。

3種類の栄養素の割合を「エネルギー産生栄養素バランス」と呼びます。その配分には、認知症予防に最適なバランスがあります。

厚生労働省は、健康な食事を考えるうえで理想のエネルギー産生栄養素バランスを発表しています。それによると、炭水化物50～

65%、脂質20〜30%、たんぱく質13〜20%となっています。しかし、認知症予防を考えるのであれば、このバランスでは炭水化物（糖質）が多すぎます。

第1章でも述べたように、**認知症の原因となる炎症を回避するには、糖質が過剰にならないように注意する必要があります。**

たんぱく質の摂取割合は、厚労省のすすめる20%でいいでしょう。**たんぱく質を過剰に摂ると、消化の負担が大きくなり、腸内環境の悪化につながります。**「リコード法」では残りの80%を、脂質65%、炭水化物15%を目安にすることを推奨しています。

身体活動レベルが普通の成人なら、女性の1日のエネルギー必要量は約2000キロカロリー、男性の場合は約2600キロカロリーです。それを「炭水化物15%、脂質65%、たんぱく質20%」に配分してみましょう。

エネルギー産生栄養素バランスの目標

◆女性のエネルギー必要量2000キロカロリーの配分

炭水化物　300キロカロリー（75グラム）
脂質　1300キロカロリー（144・4グラム）
たんぱく質　400キロカロリー（100グラム）

◆男性のエネルギー必要量2600キロカロリーの配分

炭水化物　390キロカロリー（97・5グラム）
脂質　1690キロカロリー（187・8グラム）
たんぱく質　520キロカロリー（130グラム）

令和元年「国民健康・栄養調査」によると、平均的な40代女性は、1日に炭水化物220・4グラム、脂質59・1グラム、たんぱく質65・9グラムを摂取しています（摂取カロリーは1729キロカロリー）。男性の場合は、炭水化物274・3グラム、脂質69・7

グラム、たんぱく質79・2グラムを摂取しています（摂取カロリーは2172キロカロリー）。男女とも、炭水化物を目標の量の3倍近く食べています。

炭水化物の摂取を突然3分の1にするのは至難の技で、**急に糖質を減らすと、頭がボーッとしたり、元気がなくなったりすることもあります。**

最初は「少し糖質を抑えようかな」程度で問題ありません。大事なのは、少しの心がけの継続です。

POINT！

炭水化物の摂取を無理せず少しずつ減らし、最終的には今の3分の1程度にする。

炭水化物、脂質、たんぱく質のバランスの目標

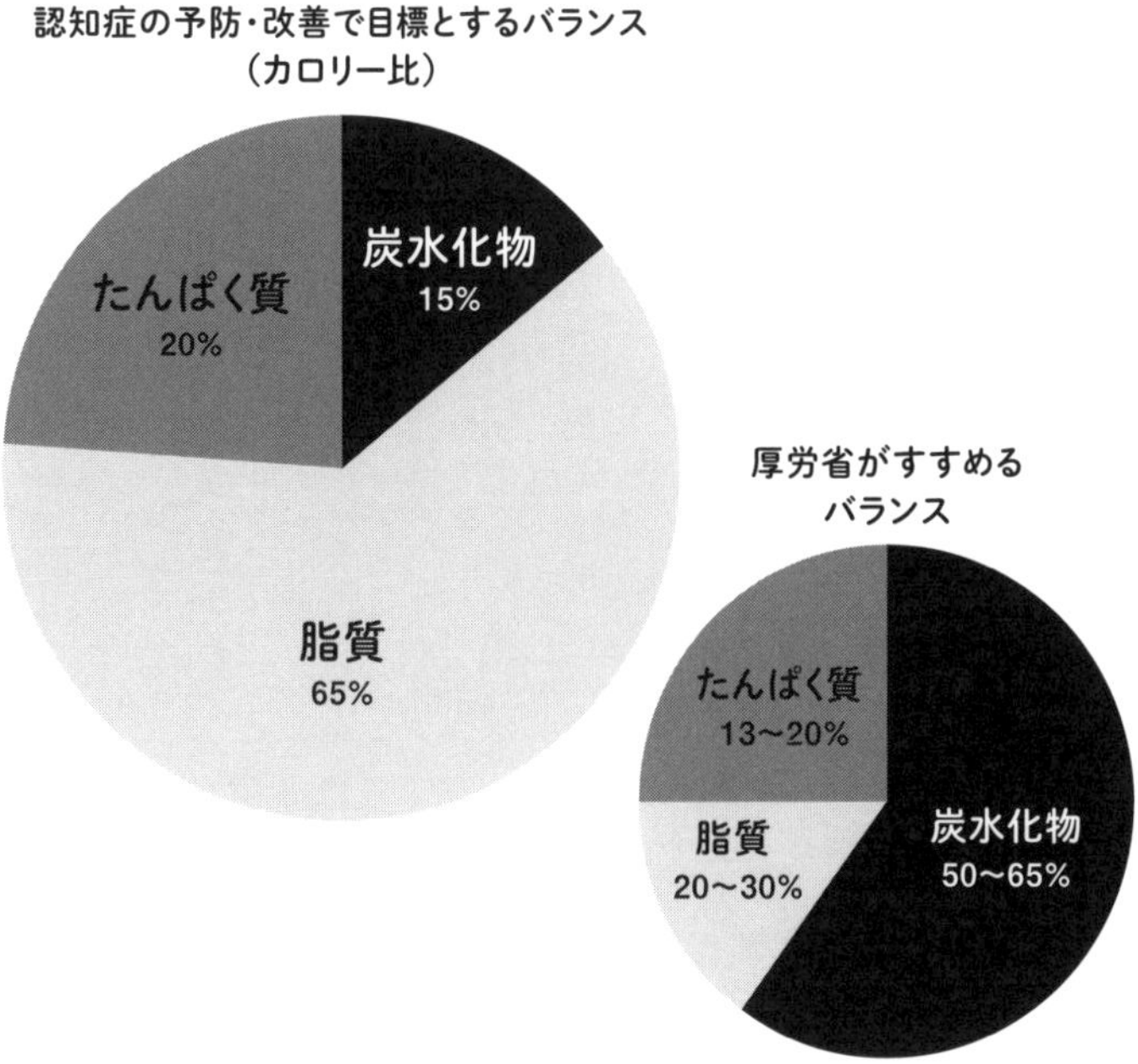

一般的なエネルギー産生栄養素バランスは男女とも炭水化物５０％、脂質３０％、たんぱく質２０％程度で、厚労省がすすめるバランスと概ね一致しているが、認知症を防ぐには炭水化物を3分の１以下に減らすことが求められる。

※参考 厚生労働省「1-5 エネルギー産生栄養素バランス」
https://www.mhlw.go.jp/content/10904750/000586560.pdf

肉や魚の骨から取った出汁を1日1杯飲むといい

「ボーンブロス」が、健康情報への感度が高い人たちの間で近年流行っています。ボーンブロスとは、牛、豚、鶏、魚などの骨（ボーン）から取った出汁（ブロス）です。

骨をじっくり煮込むと、コラーゲン、ゼラチン、アミノ酸、ミネラル、ビタミンがたっぷり摂れて、しかも味わい深いスープができあがります。

コラーゲンは、肌をツヤツヤに若返らせるだけの成分ではありません。丈夫な骨や筋肉を作り、関節の動きを良くしてくれる、いつまでも自分の足で歩くのに不可欠のたんぱく質です。

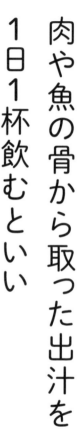

「寝たきりになると認知症になりやすい」とはよく聞く言葉ですが、逆に「自分の足でよく歩けば認知症になりにくい」ということも、東京都健康長寿医療センター研究所の研究により、わかってきています。

さらに最近では、新田ゼラチン株式会社が、コラーゲンによって脳が若返る可能性があると発表しました。それによると、社内モニターの男女30人がコラーゲンペプチド1日5グラムを1か月摂取したところ、脳の健康指標のスコアが上がったというのです。

またボーンブロスには、アミノ酸の一種であるグルタミン酸がたっぷり含まれており、腸に穴が開く「腸もれ」を防ぐのに役立ちます。腸もれは認知症の重大なリスク因子でしたよね。

ボーンブロスの作り方は、とてもシンプルです。
まず骨つき肉と、玉ねぎ、ショウガ、ニンニクなど複数の野菜を材料がひたるほどの水に入れ、適量の酢と塩を加えて沸騰させます。

沸騰したら弱火で90分ほど煮込み（圧力鍋だとなお良いです）、最後にざるやガーゼで漉《こ》せば完成です。

ボーンブロスは、冷蔵なら2～3日ほど、冷凍なら3週間ほど保存できます。

脳を守ることも育てることもできる、重要な認知症予防スープ。**一度にたくさん作っておいて、毎日1杯欠かさずに飲む習慣ができるといいでしょう。**たとえば毎日飲んでいる味噌汁をボーンブロスで作ってもおいしいです。

POINT！

骨をじっくり煮込むだけでできるボーンブロスは脳が喜ぶ栄養がたっぷり。

脳が喜ぶ！ おいしい！
簡単手作りボーンブロスの作り方

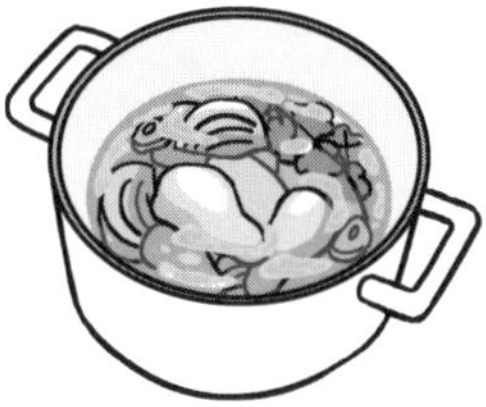

作りやすい分量

（できあがりは600ミリリットル程度）

水…1リットル
骨つき肉（※1）…500グラム
野菜（※2）…適量
塩…小さじ2分の1
酢…小さじ1

※1　鶏の手羽先や手羽元、豚のスペアリブ、牛テールが使いやすい。
複数種類を組み合わせたり、魚のあらを使ったりしてもよい。

※2　基本は玉ねぎ小1個（くし切り）、ショウガとニンニク1片ずつ（薄くスライス）、パセリ適量。
玉ねぎの皮やキャベツの芯などのくず野菜を使ってもよい。

作り方

1　肉は骨に沿って切り込みを入れる。野菜は余裕があれば細かく刻んで15分ほど放置する。

2　材料をすべて鍋に入れ、中火にかけて沸騰させる。

3　沸騰したら弱火にして90分ほど煮込む。あくは取り除き、水分が減ったら適宜注ぎ足す。

4　火を止めて、冷めたらざるやガーゼなどで漉して完成。肉の身は骨から外し、ほぐして調理などに使う。

毎日の食事の時間は正しいタイミングで

認知症の原因となるアミロイドβは、発症の20年以上も前から少しずつ蓄積されていきます。要は、認知症を予防するには、日々の正しい生活習慣の積み重ねが大事だということです。

毎日の食事をどんなタイミングで摂るかは、生活習慣のうちでもとくに大事な要素の1つです。

まず、食事の時間が毎日バラバラだという方は、できるだけ同じ時間に食事ができるように心がけてみてください。

そのうえで、認知症を防ぐ食事のタイミングのポイントが2点あります。

食事の適切なタイミング
◆寝る3時間前までに食べ終える。
◆夕食から朝食まで12時間は空ける。

たとえば、夕食を19時に食べ終えた場合、就寝は22時頃。そして、明日の朝食は7時以降ということになります。

なぜ、こうした心がけが脳にとって大切なのでしょうか。

まず、寝る3時間前に食べ終えるほうがいいのは、血糖値を安定させ、インスリンの分泌も抑えるためです。**寝る直前に夕飯を食べて、血糖値が上がったまま寝てしまうと、高血糖の状態、インスリンが分泌される状態が長く続くことになります。**インスリンが大量に分泌されれば、インスリン抵抗性の原因となり、糖尿病のリスクも認知症のリスクも上昇します。

また、満腹で入眠すれば、寝ている間も消化器が活発に働くことなり、睡眠の質も下がります。**脳は睡眠中にアミロイドβなどの老廃物を洗い流し、記憶を整理し、脳の機能を回復させます。睡眠の質が下がるのは、脳にとって大きなダメージです。**

夕食後の3時間は、お風呂に入ったり、読書をしたり、家族との会話を楽しんだりなどして過ごしていただきたいです。

次に、夕食から次の日の朝食まで12時間空けるほうがいいのはなぜでしょうか。

夕食から翌朝の食事まで12時間の絶食時間を設けると、ブドウ糖が枯渇します。ブドウ糖がなくなると、代わりに「ケトン体」という物質がエネルギーとして使われるのですが、ケトン体がエネルギーとして使われると、脳の栄養となるＢＤＮＦ（脳由来神経栄養因子）がたくさん作られることが、『Nutrients』という神経科学系のジャーナルで報告されています。
多くの現代人は忙しく、就寝の3時間前に夕飯を済ませるのも、夕食と朝食の間を12時間空けるのも、最初は「そんなの無理！」と思うかもしれません。しかし、食事のタイミングが脳にもたらす影響は、けっして小さくありません。
食事をする時間を先に決め、それに合わせて1日のスケジュールを組むような……認知症を遠ざける生活習慣にはそのような余裕が必要な場合があります。

POINT!

食事をする時間を先に決めて、それに合わせて1日のスケジュールを組んでみては。

毎日体重を測り、自分のBMIを知っておく

認知症は、やせすぎても太りすぎてもリスクが上昇します。毎日同じ時間に体重を測り、自分の体重に意識を向けることは、認知症の予防に必須です。朝起きてトイレに行った後、体重計に乗る習慣をつけてみてください。

自分の体重が軽いのか重いのかを正しく判断するには、BMI（ボディマス指数）が便利です。BMI22を目標に、食事内容を調整しましょう。22より数値が高いなら、食事の内容を見直したり、少し糖質を減らしたり、食事の時間に気をつけたりしてみましょう。毎日の心がけで、適正体重に近づき、認知症のリスクを減らせます。

BMI22となる体重は最も病気になりにくい標準体重

$$\text{BMI} = \frac{\text{体重（キログラム）}}{\text{身長（メートル）} \times \text{身長（メートル）}}$$

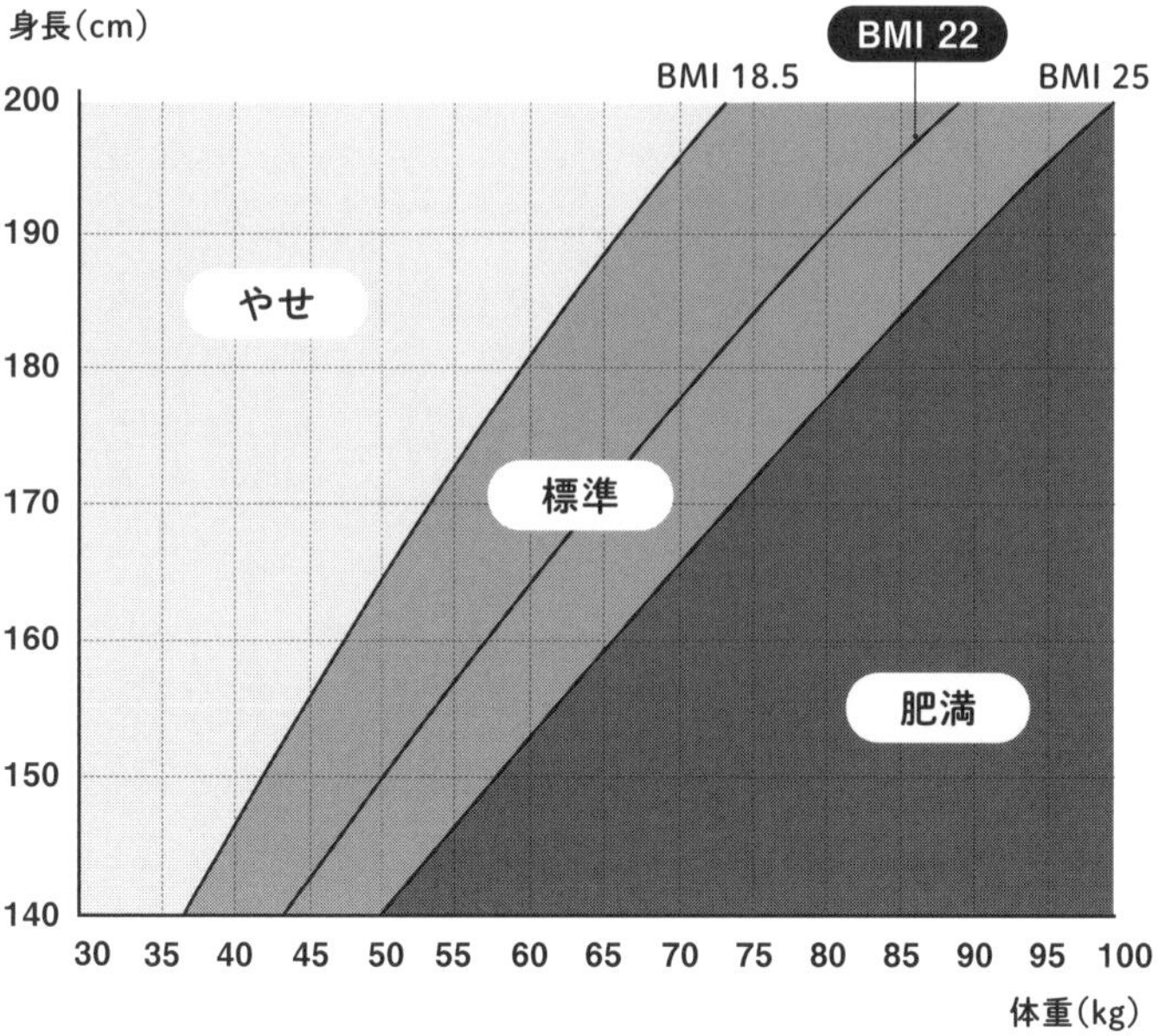

日本肥満学会の定めた基準では18.5未満が「やせ」、18.5以上25未満が「標準」、25以上が「肥満」。BMI22となる体重が標準体重で、統計的に最も病気になりにくい。日本人の平均身長は女性158cm、男性171cm。BMI22となる体重は平均身長の女性で54.9キログラム（1.58×1.58×22）、男性なら64.3キログラム（1.71×1.71×22）。

※参考 厚生労働省「食事バランスガイド」

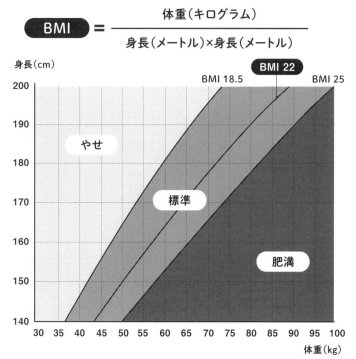

おわりに

本書で私は、ずいぶんたくさんのことを述べました。「こんなにいろいろなことをやらなくちゃいけないのか……」と途方に暮れてしまった人もいらっしゃるかもしれません。

しかし、今すぐすべてを実践する必要はありません。**まずはできることだけ、やってみればいいのです。**私がたくさんの情報を提供させていただいたのは、そのためです。

認知症は、さまざまな要因が複雑に絡み合って発症します。それらの「すべてを避ける」のは不可能ですが、「できるだけ減らす」のは可能なはずです。今日からぜひ、お気軽に試してみてください。

おわりに

認知症のことを考えると、恐ろしくなるかもしれません。でも、あまり不安に思わず、楽しく過ごしましょう。というのは、どんな気分で日々を送るかも、認知症の発症と無縁ではないからです。

日本で行われたある調査によると、認知症の患者さんには、若い頃に「無口、頑固、非社交的、短気」な生き方だった人が多いのだそうです。逆に、歳を重ねても認知症にならず健康に過ごしている人の多くは、若い頃に「明るい、積極的、社交的、行動的」な生き方をされていたとのことです。

この本で知った「食べ方のルール」をできる範囲で実践し、あまり心配せず、楽しく過ごしましょう。大丈夫です。あなたはもう、認知症を遠ざけるためのすごい武器を持っているのです。

著者

本書3章の見出し食材は太字にしており、とくにおすすめです。ただし、太字の食材だけを食べていればいいということではなく、それらを中心にいろいろな食材を自由に選ぶようにしてください。水分と野菜はたっぷりと。炭水化物、脂質、たんぱく質のバランスも気をつけましょう。このページをコピーして点線で切り取ると、冷蔵庫に貼ったり、普段の買い物袋に入れたりしてご活用いただけます。

脳がよみがえる食材リスト

炭水化物

玄米 そば
里芋 山芋

脂質

オリーブオイル 米油 ひまわり油
アボカドオイル アマニ油
えごま油 ギー

たんぱく質

肉類 **牛肉** **豚肉** **鶏肉** 馬肉 鴨肉 羊肉

魚介類 アジ イワシ イカ うなぎ **貝**(牡蠣、アサリ、はまぐり、ホタテなど) カツオ サケ サバ **サンマ** タコ ツナ缶(水煮) ニシン アナゴ 鮎 カレイ キス すっぽん 太刀魚 鱈 えび しらす いくら あおさ もずく わかめ

卵・豆類 **卵** **納豆** うずらの卵 大豆 ひよこ豆

野菜

カブ かぼちゃ カリフラワー キャベツ クレソン ケール 小松菜 サツマイモ 春菊 ショウガ セロリ だいこん 玉ねぎ ちんげん菜 トマト 長ねぎ **ニラ** にんじん **ニンニク** 白菜 パクチー パセリ ピーマン **ブロッコリー** ブロッコリースプラウト ほうれん草 水菜 ラッキョウ ラディッシュ ルッコラ レタス ロマネスコ わさび **キノコ類**(エノキ、椎茸、エリンギ、しめじなど) アスパラガス オクラ ごぼう ゴーヤ しそ ミツバ モロヘイヤ レンコン

果物

ベリー類(ラズベリー、ブルーベリーなど)
柑橘類(オレンジ、グレープフルーツ、シークワーサー、レモンなど)
さくらんぼ

飲み物

水 炭酸水
緑茶(玉露、煎茶、番茶、ほうじ茶など)
ハーブティー 紅茶
有機無調整豆乳

調味料

味噌 しょうゆ 甜菜糖《てんさいとう》
オリゴ糖 羅漢果《らかんか》 ステビア
鰹節 麹《こうじ》 塩麹 酒粕
レモン果汁

その他

キムチ ザワークラウト
糠《ぬか》漬け 高カカオチョコレート
焼きいも するめ
ボーンブロス

参考文献

「認知症を招く冷蔵庫」になっていませんか？

Stephanie McMains, Sabine Kastner. "Interactions of top-down and bottom-up mechanisms in human visual cortex", J Neurosci, 2011, Jan 12;31(2):587-97

はじめに

内閣府「平成29年版高齢社会白書(概要版)第1章高齢化の状況, 第2節高齢者の姿と取り巻く環境の現状と動向, 3高齢者の健康・福祉, 認知症高齢者数の推計」
https://www8.cao.go.jp/kourei/whitepaper/w-2017/html/gaiyou/s1_2_3.html

Gill Livingston, et al. Dementia prevention, intervention, and care: 2020 report of the Lancet Commission. Lancet. 2020 Aug 8;396(10248):413-446.

第1章

■ **認知症になるまでには20年以上かかる**

Clifford R Jack Jr, et al. Tracking pathophysiological processes in Alzheimer's disease: an updated hypothetical model of dynamic biomarkers. Lancet Neurol. 2013 Feb;12(2):207-16.

Lancet Commission. Lancet. 2020;Aug;8:396(10248):413-446.

Dale E Bredsen. Reversal of cognitive decline: a novel therapeutic program. Aging. 2014 Sep;6(9):707-17.

■ **認知症を招く3つの原因を食べ方の改善で遠ざける**

Dale Bredesen「The End of Alzheimer's: The First Program to Prevent and Reverse Cognitive Decline」Avery 2017/8/22

■ 炎症①～⑤

Sergio T Ferreira, et al. Inflammation, defective insulin signaling, and neuronal dysfunction in Alzheimer's disease. Alzheimers Dement. 2014;Feb;10:S76–83.

Grammas P. Neurovascular dysfunction, inflammation and endothelial activation: Implications for the pathogenesis of Alzheimer's disease. J Neuroinflammation. 2011;8:26.

Meraz-Ríos M.A., et al. Inflammatory process in Alzheimer's Disease. Front Integr Neurosci. 2013;7

Rubio-Perez J.M., Morillas-Ruiz J.M. A Review: Inflammatory process in Alzheimer's disease, role of cytokines. ScientificWorldJournal. 2012;2012

A Ott, et al. Diabetes mellitus and the risk of dementia: The Rotterdam Study. Neurology. 1999 Dec 10;53(9):1937-42.

Vidhu Gill, et al. Advanced Glycation End Products (AGEs) May Be a Striking Link Between Modern Diet and Health. Biomolecules. 2019 Dec 17;9(12):888.

Grazia R Tundo, et al. Multiple functions of insulin-degrading enzyme: a metabolic crosslight? Crit Rev Biochem Mol Biol. 2017 Oct;52(5):554-582.

Alessio Fasano. Zonulin and its regulation of intestinal barrier function：The biological door to inflammation, autoimmunity, and cancer. Physiol Rev. 2011 Jan;91(1):151-75.

LJ Spielman, et al. Unhealthy gut, unhealthy brain: The role of the intestinal microbiota in neurodegenerative diseases. Neurochem Int. 2018;120:149-163.

Smith MA, Taneda S, Richey PL, et al. Advanced Maillard reaction end products are associated with Alzheimer disease pathology. Proc Natl Acad Sci USA. 1994 Jun 7;91(12):5710-4.

Tomoko W, Kazuyuki Y, et al. Differential effects of diet- and genetically-induced brain insulin resistance on amyloid pathology in a mouse model of Alzheimer's disease. Mol Neurodegener. 2019 Apr 12;14(1):15.

Ncholas M Vogt, Robert L Kerby, et al. Gut microbiome alterations in Alzheimer's disease. Sci Rep. 2017 Oct 19;7(1):13537.

Jotham S, Yotam C, et al. Personalized microbiome-driven effects of non-nutritive sweeteners on human glucose tolerance. Cell. 2022 Sep 1;185(18):3307-3328.e19.

Lulu Y, Ousman B, et al. The varying effects of antibiotics on gut microbiota. AMB Express. 2021 Aug 16;11(1):116.

Kassem M, Edward C.D., et al. The Impact of Dietary Fiber on Gut Microbiota in Host Health and Disease. Cell Host Microbe. 2018 Jun 13;23(6):705-715.

Pedram H, Caroline R.R., et al. Dysregulated Gut Homeostasis Observed Prior to the Accumulation of the Brain Amyloid-β in Tg2576 Mice. Int J Mol Sci. 2020 Mar 3;21(5):1711.

Nicholas W.B., James R.B., et al. Enterochromaffin Cells Are Gut Chemosensors that Couple to Sensory Neural Pathways. Cell. 2017 Jun 29;170(1):185-198.e16.

Sudha S, Alexa B, et al. Plasma homocysteine as a risk factor for dementia and Alzheimer's disease N Engl J Med. 2002 Feb 14;346(7):476-83.

■ **毒素①～②**

Geir Bjørklund, et al. Insights into the Potential Role of Mercury in Alzheimer's Disease. J Mol Neurosci. 2019 Apr;67(4):511-533.

April P Neal, et al. Molecular neurobiology of lead (Pb(2+)): effects on synaptic function. Mol Neurobiol. 2010 Dec;42(3):151-60.

Dale Bredesen「The End of Alzheimer's: The First Program to Prevent and Reverse Cognitive Decline」Avery 2017/8/22

東邦大学理学部生物学科「匂いと脳のストレス応答」
https://www.toho-u.ac.jp/sci/bio/column/0824.html

Zhou W, et al. Cathepsin B plays a critical role in inducing Alzheimer's disease-like phenotypes following chronic systemic exposure to lipopolysaccharide from Porphyromonas gingivalis in mice. Brain Behav Immun. 2017 Oct:65:350-361

Bor Luen Tang. Neuropathological Mechanisms Associated with Pesticides in Alzheimer's Disease. Toxics. 2020 Mar 25;8(2):21.

厚生労働省「魚介類に含まれる水銀の調査結果(まとめ)」
https://www.mhlw.go.jp/topics/bukyoku/iyaku/syoku-anzen/suigin/dl/050812-1-05.pdf

■ 栄養不足①～②

David O Kennedy. B Vitamins and the Brain: Mechanisms, Dose and Efficacy—A Review. Nutrients. 2016 Jan 27;8(2):68.

喜田聡. 記憶制御に対する必須栄養素群の役割 Journal of Japanese Biochemical Society 93(1): 7-14 (2021)

Douglas G.P, James R.C., et al. The Relationship between Iron Dyshomeostasis and Amyloidogenesis in Alzheimer's Disease: Two Sides of the Same Coin. Neurobiol Dis. 2015 Sep:81:49-65.

Mariacarla V, George J.B., et al. Zinc in Alzheimer's Disease: A Meta-Analysis of Serum, Plasma, and Cerebrospinal Fluid Studies. J Alzheimers Dis. 2015;46(1):75-87.

Smorgon C, Mari E, et al. Trace elements and cognitive impairment: an elderly cohort study. Arch Gerontol Geriatr Suppl. 2004:(9):393-402.

第2章

■ NG食材① 小麦製品

Sandro D, Ramzi E.A., et al. Gliadin, zonulin and gut permeability Effects on celiac and non-celiac intestinal mucosa and intestinal cell lines. Scand J Gastroenterol. 2006 Apr;41(4):408-19.

Alessio Fasano. Zonulin and its regulation of intestinal barrier function:The biological door to inflammation, autoimmunity, and cancer. Physiol Rev. 2011 Jan;91(1):151-75.

「ヘルスライフビジネス」(2023年5月1日発行)

Jacqueline A. B., Maya L. B., et al. Is the Use of Glyphosate in Modern Agriculture Resulting in Increased Neuropsychiatric Conditions Through Modulation of the Gut-brain-microbiome Axis? Front Nutr. 2022; 9: 827384.

EFSA assesses potential link between two neonicotinoids and developmental neurotoxicity
https://www.efsa.europa.eu/en/press/news/131217

農林水産省「加工食品の原料原産地表示制度について」
https://www.maff.go.jp/j/syouan/hyoji/gengen_hyoji.html

Malav S.T., Jayni S.S., et al. Food-derived opioid peptides inhibit cysteine uptake with redox and epigenetic consequences. J Nutr Biochem. 2014 Oct;25(10):1011-8.

Olaoluwa O, Robert H.Y., et al. Elevated gliadin antibody levels in individuals with schizophrenia. World J Biol Psychiatry. 2013 Sep;14(7):509-15.

■ NG食材② トランス脂肪酸

消費者庁「トランス脂肪酸の情報開示に関する調査事業の報告書」令和2年6月
https://www.caa.go.jp/policies/policy/food_labeling/information/research/2019/assets/food_labeling_cms206_20200626_01.pdf

Yu-Chia Kao, et al. Lipids and Alzheimer's Disease. Int J Mol Sci. 2020 Feb; 21(4): 1505.

Kirsten S.B., Albert M.J., et al. Quantifying benefits of the Danish transfat ban for coronary heart disease mortality 1991-2007: Socioeconomic analysis using the IMPACTsec model. PloS One. 2022 Aug 17;17(8):e0272744.

■ NG食材③ 牛乳

Natalia Petruski-Ivleva, et al. Milk Intake at Midlife and Cognitive Decline over 20 Years. The Atherosclerosis Risk in Communities (ARIC) Study. Nutrients. 2017 Oct 17;9(10):1134.

Sun Jianqin, et al. Effects of milk containing only A2 beta casein versus milk containing both A1 and A2 beta casein proteins on gastrointestinal physiology, symptoms of discomfort, and cognitive behavior of people with self-reported intolerance to traditional cows' milk. Nutr J . 2016 Apr 2:15:35.

足立達. 乳糖不耐症と牛乳の飲み方 日本家政学会誌 Vol. 38 No. 1 77~82 (1982)

■ NG食材④ 揚げ物

AGE測定推進協会「AGEの多い食品・少ない食品」
https://age-sokutei.jp/food/

Vidhu G, Vijay K., et al. Advanced Glycation End Products (AGEs) May Be a Striking Link Between Modern Diet and Health. Biomolecules. 2019 Dec; 9(12): 888.

Masayuki Y, Yoshikazu Y. Glycative stress and anti-aging: 15. Regulation of Glycative stress. 3. Reduction of AGEs intake from food. Glycative Str Res. 2020; 7 (1): 70-74

国立医薬品食品衛生研究所食品部「食品中のアクリルアミド分析結果」
https://www.mhlw.go.jp/topics/2002/11/tp1101-1a.html

森本昌宏, 森彬 他.福岡県におけるアクリルアミド混入井戸水に起因する中毒患者の発生. 用水と排水. 1975. 17. 51-62.

農林水産省「食品中のアクリルアミドについて、よくある質問と回答」
https://www.maff.go.jp/j/syouan/seisaku/acryl_amide/a_syosai/teigen/qa.html

■ **NG食材⑤ 加工肉**

WHO Cancer: Carcinogenicity of the consumption of red meat and processed meat. 26 October 2015

Huifeng Z, Darren C.G, et al. Meat consumption and risk of incident dementia: cohort study of 493,888 UK Biobank participants. Am J Clin Nutr. 2021 Jul 1;114(1):175-184.

Dr. Uma Naidoo. A Harvard nutritionist and brain expert says she avoids these 5 foods that 'weaken memory and focus'. HEALTH AND WELLNESS. Published Sun, Nov 28 2021.

■ **NG食材⑥ マグロ**

厚生労働省「魚介類に含まれる水銀について」
https://www.mhlw.go.jp/topics/bukyoku/iyaku/syoku-anzen/suigin/

■ **NG食材⑦ ひじき**

増田隆昌 他. A Suppressive Effect of Alginates-containing Supplements Intake on Sodium Absorption-Placebo-controlled Randomized Double-blind Parallel-group Comparative Study- 薬理と治療. Volume 50, Issue 10, 1829 - 1836 (2022)

Hiroko M, Hidekazu T, et al. Antitumor activity and immune response of Mekabu fucoidan extracted from Sporophyll of Undaria pinnatifida. In Vivo. 2003 May-Jun;17(3):245-9.

Benoit I Giasson, et al. The environmental toxin arsenite induces tau hyperphosphorylation. Biochemistry. 2002 Dec 24;41(51):15376-87.

Norie S, Motoki I, et al. Dietary arsenic intake and subsequent risk of cancer: the Japan Public Health Center-based (JPHC) Prospective Study. Cancer Cau Con. 2013; 24(7): 1403–1415.

農林水産省「食品に含まれるヒ素の実態調査」https://www.maff.go.jp/j/syouan/nouan/kome/k_as/occurrence.html

農林水産省「より安全に食べるために家庭でできるヒジキの調理法」
https://www.maff.go.jp/j/syouan/tikusui/gyokai/g_kenko/busitu/pdf/hijiki02.pdf

■ **NG食品⑧ 高GI・GL食品**

Kaye F.P, Susanna H.A., et al. International table of glycemic index and glycemic load values: 2002. Am J Clin Nutr. 2002 Jul;76(1):5-56.

■ **NG食材⑨ 甘すぎる果物**

果物と蜂蜜の糖類の含有量一覧.「日本食品標準成分表2015年版(七訂)」

■ **NG食材⑩ 酒類**

M D De Bellis, et al. Hippocampal volume in adolescent-onset alcohol use disorders. Am J Psychiatry . 2000 May;157(5):737-44.

厚生労働省「アルコールと認知症」
https://www.e-healthnet.mhlw.go.jp/information/alcohol/a-01-007.html

Tengyu Ma, et al. Resveratrol as a Therapeutic Agent for Alzheimer's Disease. Biomed Res Int. 2014; 2014: 350516.

■ **NG食材⑪ 人工甘味料**

Karol Kowalski, et al. Brain-Gut-Microbiota Axis in Alzheimer's Disease. J Neurogastroenterol Motil. 2019 Jan; 25(1): 48–60.

Charlotte D, Melanie D, et al. Artificial Sweeteners and Risk of Type 2 Diabetes in the Prospective NutriNet-Santé Cohort. Diabetes Care. 2023 Sep 1;46(9):1681-1690.

Vittorio C, Rukhsana S, et al. Nitrosative stress, cellular stress response, and thiol homeostasis in patients with Alzheimer's disease. Antioxid Red Sig. 2006 Nov-Dec;8(11-12):1975-86.

■ **NG食材⑫ 果糖ブドウ糖液糖**

Miriam B.V., Joel E.L. Dietary fructose in nonalcoholic fatty liver disease. Hepatology. 2013 Jun;57(6):2525-31.

Mark A.F, Michael K. "Sweet death": Fructose as a metabolic toxin that targets the gut-liver axis. Cell Metab. 2021 Dec 7;33(12):2316-2328.

第3章

■ **OK食材① 水**

Michele L, Antonio M, et al. Neurocognitive Disorders and Dehydration in Older Patients: Clinical Experience Supports the Hydromolecular Hypothesis of Dementia. Nutrients. 2018 May 3;10(5):562.

Bonnie J.W, Janet M, et al. Postadmission dehydration: risk factors, indicators, and outcomes. Rehabil Nurs. 2009 Sep-Oct;34(5):209-16.

消費者庁「経口補水液ってなに?」
https://www.caa.go.jp/policies/policy/food_labeling/foods_for_special_dietary_uses/assets/food_labeling_cms206_20230927_06.pdf

■ **OK食材② ブロッコリー**

野菜類「日本食品標準成分表2020年版(八訂)」

厚生労働省「日本人の食事摂取基準」策定検討会「日本人の食事摂取基準(2020年版)」
https://www.mhlw.go.jp/content/10904750/000586553.pdf

Takahiro S, Fumie N, et al. Toll-like receptors as a target of food-derived anti-inflammatory compounds. J Biol Chem. 2014 Nov 21;289(47):32757-72.

Hacht C.C. Inhibition of carcinogenesis by isothiocyanates. Drug Metab Rev. 2000 Aug-Nov;32(3-4):395-411.

Fahey J.W., Talalay P. Antioxidant functions of sulforaphane: a potent inducer of Phase II detoxication enzymes. Food Chem Toxicol. 1999 Sep-Oct;37(9-10):973-9.

Jasmina C, Adisa P, et al. Antioxidative and antitumor properties of in vitro-cultivated broccoli (Brassica oleracea var. italica). Pharm Biol. 2012 Feb;50(2):175-81.

Verkerk R, Dekker M, et al. Post-harvest increase of indolyl glucosinolates in response to chopping and storage of Brassica vegetables. J. Sci. Food Agric. 2001. 81, 953-958.

■ OK食材③ ニラ

Kudo H, Takeuchi T, et al. In vitro anti-helicobacter pylori activity of Chinese chive (Allium tuberosum). Food Sci. Technol. Res., 17, 505-513 (2011)

Minoru S, Teruyuki S. Research on the Impact of Methiin-Alliin by Processing Conditions and Preservation Method of Chinese Chives. Technical Report. January 2017. doi:10.20706/hakodatekosen.51.0_11

Tali S.I, Ramit R.S., et al. A Systematic Review and Meta-Analysis of the Association between Helicobacterpylori Infection and Dementia. J Alzheimers Dis. 2016 Apr 15;52(4):1431-42.

■ OK食材④ ニンニク

Caragay A. B., Cancer-preventive foods and ingredients. Food Technol., 4, 65-68, 1992.

Ray B, Chauhan N.B., et al. The "aged garlic extract:" (AGE) and one of its active ingredients S-allyl-L-cysteine (SAC) as potential preventive and therapeutic agents for Alzheimer's disease (AD). Curr Med Chem. 2011;18(22):3306-13.

■ OK食材⑤ キノコ類

Lei F, Irwin K.C., et al. The Association between Mushroom Consumption and Mild Cognitive Impairment: A Community-Based Cross-Sectional Study in Singapore J Alzheimers Dis. 2019;68(1):197-203.

Nae C.Y, Hung C.L., at al. Ergothioneine protects against neuronal injury induced by β-amyloid in mice. Food Chem Toxicol. 2012 Nov;50(11):3902-11.

渡邉憲和 他. 健常者および軽度認知障害者に対するエルゴチオネイン含有食品の認知機能改善効果 薬理と治療 48(4), 685-697, 2020.

■ OK食材⑥ サンマ

Hisanori Tokuda, et al. The association between long-chain polyunsaturated fatty acid intake and changes in brain volumes among older community-dwelling Japanese people. Neurobiol Aging. 2022 Sep:117:179-188.

Lai Kuan Lee, et al. Docosahexaenoic acid-concentrated fish oil supplementation in subjects with mild cognitive impairment (MCI): a 12-month randomised, double-blind, placebo-controlled trial. Psychopharmacology (Berl). 2013 Feb;225(3):605-12.

Bethany G, Seol H.K., et al. Neuroprotective mechanisms of astaxanthin: a potential therapeutic role in preserving cognitive function in age and neurodegeneration. Geroscience. 2017 Feb;39(1):19-32.

Mikiyuki K, Akira S, et al. Effects of astaxanthin-rich Haematococcus pluvialis extract on cognitive function: a randomised, double-blind, placebo-controlled study. J Clin Biochem Nutr. 2012 Sep;51(2):102-7.

■ OK食材⑦ 牛・豚・鶏肉

食品可食部100g当たりのアミノ酸組成. 女子栄養大学出版部「四訂食品成分表」

肉類の部位別成分一覧. 文部科学省科学技術・学術審議会資査分科会報告「日本食品標準成分表2020年版(八訂)」

農林水産省「塩酸ラクトパミン、飼育ホルモン等の使用状況」
https://www.cas.go.jp/jp/tpp/tppinfo/2016/pdf/160420_tpp_sankou09.pdf

■ OK食材⑧ 貝

Hye Y.K, Hyunjin V.K., et al. Taurine in drinking water recovers learning and memory in the adult APP/PS1 mouse model of Alzheimer's disease. Sci Rep. 2014 Dec 12:4:7467.

Shiro T, Tomonori F, et al. GABAA Receptors and Maternally Derived Taurine Regulate the Temporal Specification of Progenitors of Excitatory Glutamatergic Neurons in the Mouse Developing Cortex. Cereb Cortex. 2021 Aug 26;31(10):4554-4575.

■ OK食材⑨ 卵

Buchman A.L, et al. Verbal and visual memory improve after choline supplementation in long-term total parenteral nutrition: a pilot study. JPEN J Parenter Enteral Nutr. 2001 Jan-Feb;25(1):30-5.

■ OK食材⑩ 納豆

Sumi H, Hamada H, et al. Enhancement of the fibrinolytic activity in plasma by oral administration of nattokinase. Acta Haematol. 1990;84(3):139-43.

■ OK食材⑪ベリー類・柑橘類

Shu Z, Ya sutake T, et al. Citrus consumption and incident dementia in elderly Japanese: the Ohsaki Cohort 2006 Study. Br J Nutr. 2017 Apr;117(8):1174-1180.

Vaibhav W, Deepak K, et al. Delineation of Neuroprotective Effects and Possible Benefits of AntioxidantsTherapy for the

Treatment of Alzheimer's Diseases by Targeting Mitochondrial-Derived Reactive Oxygen Species: Bench to Bedside. Mol Neurobiol. 2022 Jan;59(1):657-680.

Akira N, Yuki Aoyama, et al. Nobiletin, a citrus flavonoid, improves cognitive impairment and reduces soluble Aβ levels in a triple transgenic mouse model of Alzheimer's disease (3XTg-AD). Behav Brain Res. 2015 Aug 1:289:69-77.

■ OK食材⑫ 緑茶

Monira P, Keiko Unno, et al. Beneficial Effects of Green Tea Catechins on Neurodegenerative Diseases. Molecules. 2018 May 29;23(6):1297.

Moeko N. S, Sohshi Y, et al. Consumption of green tea, but not black tea or coffee, is associated with reduced risk of cognitive decline. PloS One. 2014 May 14;9(5):e96013.

■ OK食材⑬ レモン果汁

Masayuki Y, Shiori U, et al. Effect of the postprandial blood glucose on lemon juice and rice intake. Glycative Str Res. 2020 Apr 28; 7 (2): 174-180.

Moeko Noguchi-Shinohara, et al. Higher Blood Vitamin C Levels are Associated with Reduction of Apolipoprotein E E4-related Risks of Cognitive Decline in Women: The Nakajima Study. J Alzheimers Dis. 2018;63(4):1289-1297.

Fiammetta Monacelli,et al. Vitamin C, Aging and Alzheimer's Disease. Nutrients. 2017 Jun 27;9(7):670.

■ OK食材⑭ 焼きいも

Yang Y, Acharandio I, et al. Effect of the intensity of cooking methods on the nutritional and physical properties of potato tubers. Food Chem. 2016 Apr 15:197 Pt B:1301-10.

第4章

■ 大食いは認知症のみならず、あらゆる病気のリスク

Omonigho M.B, Michael B, et al. Sleep, Cognitive impairment, and Alzheimer's disease: A Systematic Review and Meta-Analysis. Sleep. 2017 Jan 1;40(1)

■ よく噛むと過食を防げるうえ脳の血流も増える

Harumi H, Harue S, et al. Involvement of the basal nucleus of Meynert on regional cerebral cortical vasodilation associated with masticatory muscle activity in rats. J Cereb Blood Flow Metab. 2020 Dec;40(12):2416-2428.

■ 高温調理より低温調理で。とくに湯煎がいい

AGE測定推進協会「AGE(終末糖化産物)の多い食品・少ない食品」
https://www.age-sokutei.jp/food/index.html

■ 食べる順番を変えるだけで認知症リスクは下がる

Imai S, Fukui M, et al. Effect of eating vegetables before carbohydrates on glucose excursions in patients with type 2 diabetes. J Clin Biochem Nutr. 2014 Jan;54(1):7-11.

■ 糖質なのに……レジスタントスターチの不思議

Mark L, Ashley C, et al. Resistant Starch Alters the Microbiota-Gut Brain Axis: Implications for Dietary Modulation of Behavior. PloS One. 2016 Jan 8;11(1):e0146406.

Yong W, Jing C, et al. Effects of the resistant starch on glucose, insulin, insulin resistance, and lipid parameters in overweight or obese adults: a systematic review and meta-analysis. Nutr Diabetes. 2019 Jun 5;9(1):19.

Michael E.B, Valerio N, et al. A Quarter Century of APOE and Alzheimer's Disease: Progress to Date and the Path Forward. Neuron. 2019 Mar 6;101(5):820-838.

Emily D. Alzheimer's and High Blood Sugar. Psychology Today. 2011 September 20.

■ 炭水化物、脂質、たんぱく質を理想のバランスで摂取

厚生労働省「日本人の食事摂取基準」策定検討会「日本人の食事摂取基準(2020年版)」1-5 エネルギー産生栄養素バランス
https://www.mhlw.go.jp/content/10904750/000586553.pdf

Dale Bredesen「The First Survivors of Alzheimer's」Avery 2021/8/17

厚生労働省「令和元年国民健康・栄養調査報告」
https://www.mhlw.go.jp/content/001066903.pdf

■ 肉や魚の骨から取った出汁を1日1杯飲むといい

東京都健康長寿医療センター研究所「歩行は、なぜ認知症予防につながるのか?」
https://www.tmghig.jp/research/topics/201412-3404/

Bin W, Guoya W, et al. Glutamine and intestinal barrier function. Amino Acid. 2015 Oct;47(10):2143-54.

Giuseppina F, Venera C, et al. Gelatin tannate reduces the proinflammatory effects of lipopolysaccharide in human intestinal epithelial cells. Clin Exp Gastroenterol. 2012:5:61-7.

■ 毎日の食事の時間は正しいタイミングで

Nina E.F, Giorgio B, et al. Coupled electrophysiological, hemodynamic, and cerebrospinal fluid oscillations in human sleep. Science. 2019 Nov 1;366(6465):628-631.

Matthieu Lilamand, et al. Are ketogenic diets promising for Alzheimer's disease? A translational review. Alzheimers Res Ther. 2020 Apr 14;12(1):42

Erling H, Huan D, et al. Beta-hydroxybutyrate Promotes the Expression of BDNF in Hippocampal Neurons under Adequate Glucose Supply. Neuroscience. 2018 Aug 21:386:315-325.

山根 一彦（やまね かずひこ）

医学博士。一般社団法人認知症協会代表理事。神経変性疾患・生体防御・感染症代謝を専門とし、第一三共ヘルスケア株式会社、SBIアラプロモ株式会社など、複数の大手製薬企業で商品開発・改良に参加。知財として価値の高い複数の特許を取得。行政に依頼されての認知症予防出張講演や介護施設の食事指導、認知症専門人材の育成、教材開発、認知症関連書籍の監修・執筆活動を行う傍ら、LINEやYouTubeを活用し、一般に向けて認知症予防や改善に役立つ知恵を広く発信している。著書に『マンガでわかる 医学博士がすすめる認知症にならない最高の習慣』（新潮社）。監修書多数。

YouTube
山根先生の認知症予防・改善教室

一般社団法人認知症協会
https://ninchiyobou.net/

OK食材《しょくざい》、NG食材《しょくざい》もズバリ！
認知症《にんちしょう》を防《ふせ》ぐ
最高《さいこう》の食《た》べ方《かた》

2024年4月17日　初版発行

著　山根《やまね》 一彦《かずひこ》

発行者　山下直久
発行　株式会社KADOKAWA
〒102-8177 東京都千代田区富士見2-13-3
TEL 0570-002-301（ナビダイヤル）
印刷所　TOPPAN株式会社
製本所　TOPPAN株式会社

▶ お問い合わせ
https://www.kadokawa.co.jp/ （「お問い合わせ」へお進みください）
※内容によっては、お答えできない場合があります。
※サポートは日本国内のみとさせていただきます。
※Japanese text only

定価はカバーに表示してあります。

ISBN 978-4-04-606801-9　C0077